知っておきたいカラダの不思議

人体はうまくできている

恩田和世 著

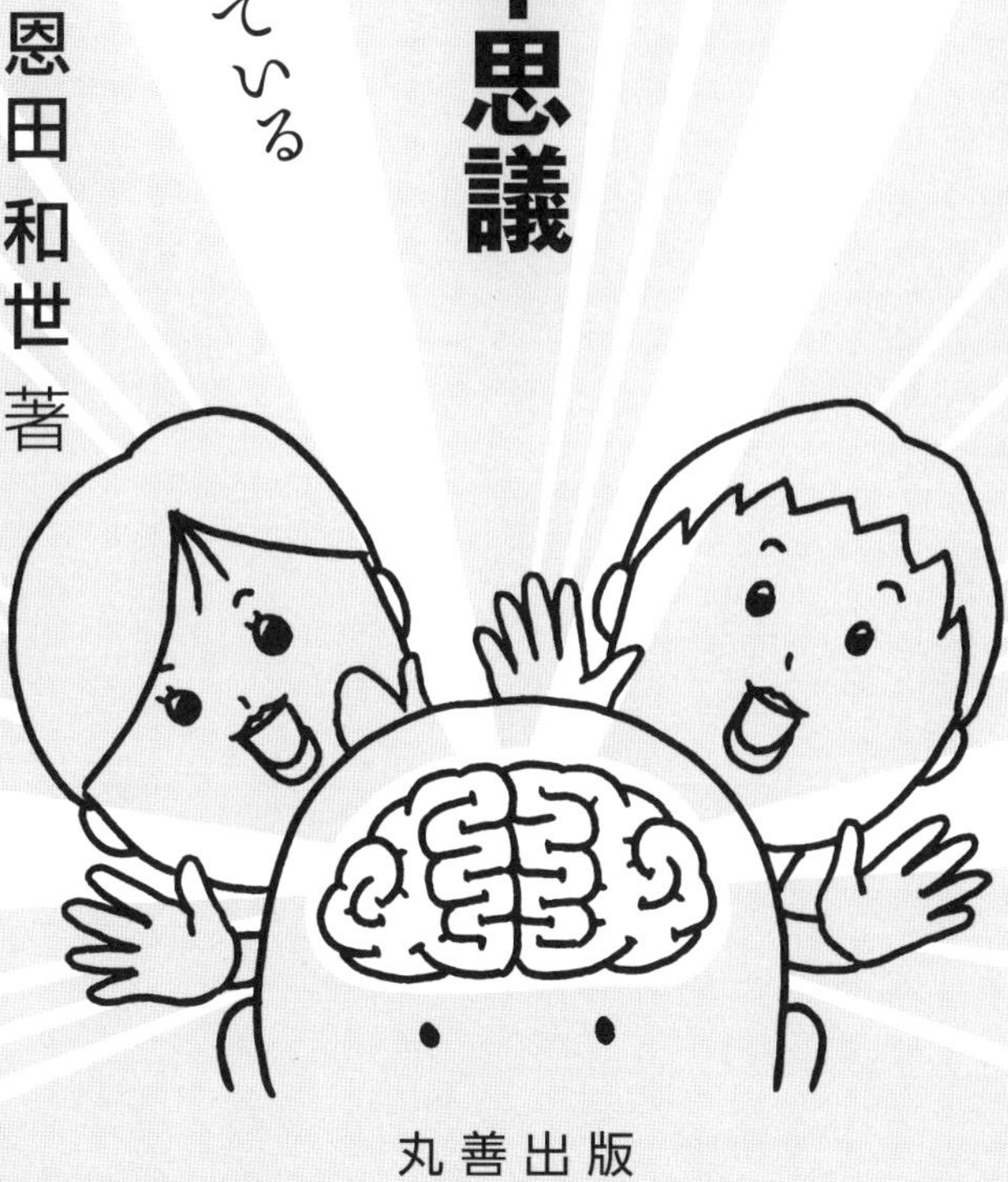

丸善出版

本書は沖縄タイムスのワラビーに連載中のコラム「カラダの不思議」を書籍用に再編集したものです。

はじめに

「私は腎臓になる」「私は爪になる」「私は頭蓋骨になる」という打ち合わせがあるのでしょうか。一個の受精卵が、分割して細胞数が増えていくなかで、各役割をもち、それぞれの目的の場所に収まっていきます。間違いなく頭蓋骨は頭にあり、足先にはありません。腎臓は腎臓の位置に腎臓の形をしてあり、爪は心臓にくっついているわけではありません。

これこそが、究極の不思議です。各臓器、器官の機能や特徴を知れば知るほど、驚き、神秘を感じます。大学で初めて解剖学を学んだとき、白い手袋をはめて大腿骨を持ち上げた教授が言いました。

「このかたは、私たちの学術研究のために身を捧げてくださったのです。美しいでしょう」。

美しいのは、「身を捧げた気持ち」なのか、「大腿骨の滑らかな流線」なのか。でも、たしかにそのとき、私は人体の神秘を肌で感じたのでした。

以来、解剖学は私のなかで重要な位置づけとなりました。調べ、学び、また見つめなおし……。不思議であると同時に、こんなすばらしい器をもっている人間は、なんとすばらしい存在なのだろうと、幾度も思いました。体という器だけでなく、機能、それも「心」というものと合わさって働くその器の可変性、可塑性、あるいはそれを制御する何者か、に畏敬の念すら覚えます。

それを、「カラダの不思議」というコラムとして、『沖縄タイムス』の子ども新聞『ワラビー』に毎週日曜日掲載させてもらっています。読者からの質問や、口頭での感想をもらいながら、自分が感じている「不思議」や「感動」を分かち合うことができることにうれしさを感じていました。

　このたび、それが、一冊の書籍となり、新聞とはまた違う読者の方々に渡ることになりました。本書では「カラダの不思議」１４０テーマについて、１テーマ１頁で解説しています。少しでも読者にキーワードを覚えてもらいたいと思い、掴みの文章から始まり、多くのキーワードを盛り込みました。興味を抱き関心を寄せて自分の体を見直すきっかけになることを願い、専門的な用語より、分かりやすい表現を優先しました。

　読者のみなさんは、きっと読むほどに人体の不可思議を感じることでしょう。私の感動が広がってくれることを願います。

　２０２０年　元旦

恩田　和世

目　次

第1章 女性の不思議・子どもの不思議

——母性・小児

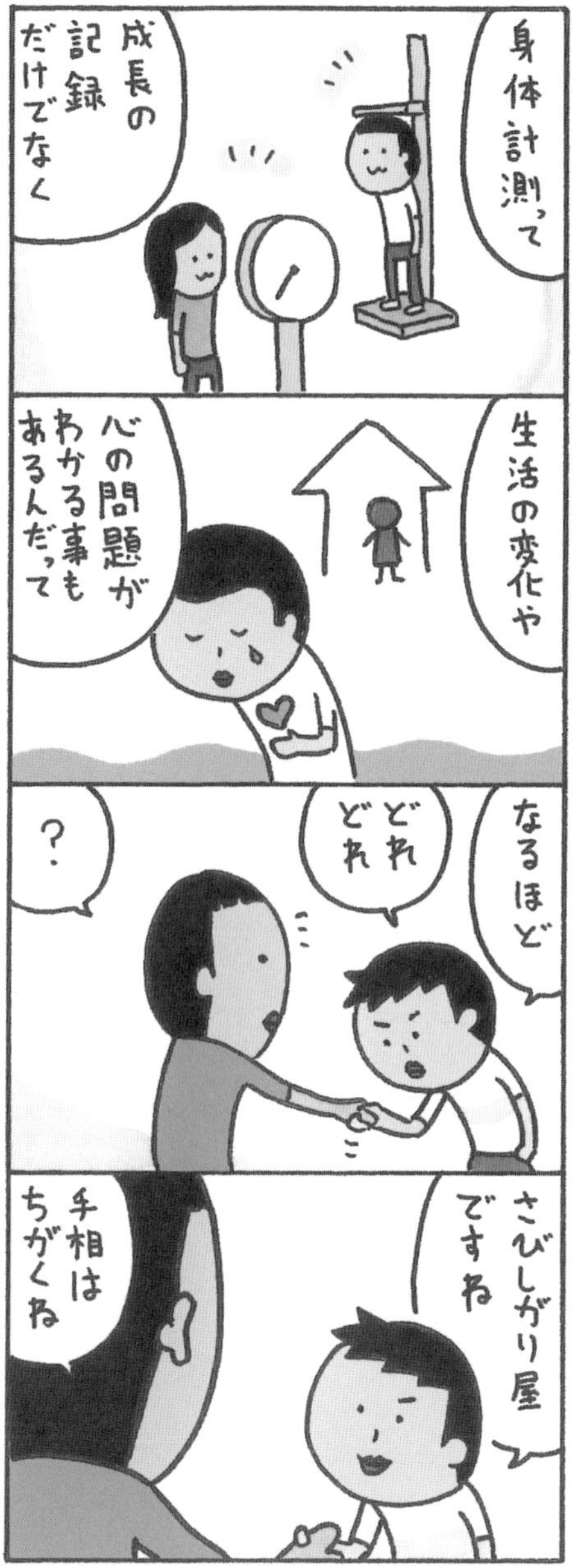
身体計測って
成長の記録だけでなく
生活の変化や
心の問題がわかる事もあるんだって
なるほど
どれどれ
？
さびしがり屋ですね
手相はちがくね

1 ミニスカは大根足の恐れ

北海道に30年以上住んでいた私は、冬にミニスカートをはいている中高生を見ると、いつも思いました。「あの子、将来大根足になるのになぁ……」と（ここでいう大根とは、蕪のような桜島大根のことです）。

ある研究者が、北極圏の人々と赤道直下の人々の皮下脂肪の厚みを比較しました。北極圏の人は、皮下脂肪が多く、赤道直下の人は皮下脂肪が少ないという結果でした。このことから、寒さに耐えるために食物の多くが皮下脂肪となって貯えられるということがわかりました。体はその中心部を守るため、寒ければ寒いほど、脂肪を厚くしていくわけです。逆の発想が、ボクシングなどの減量の際に利用されている、ラップなどを巻いて蒸して脂肪を減らすというものです。温かく保つほうが脂肪の蓄積は起こらず、減量に効果的だというのです。だから、寒いときのミニスカートは、脂肪をためる行動だといえるのです。それは、恒温動物である生体の自然な働きです。

東京や大阪など、いろんな地方からたくさんの人が集まる都会で、北海道出身者と沖縄出身者を見分けることができます。北海道の人は寒さに弱く、沖縄の人は暑さに弱いからです。

「えっ?」と思いますか? 逆じゃない? と。

大都会で、秋口に涼しくなってきたとき、一番先にストーブをつけるのは北海道出身者です。夏が近づいて少し暑くなってきたとき、一番先にクーラーをつけるのは沖縄出身者なのです。つまり、北海道の人は寒さを我慢しない、寒さに弱い。沖縄の人は暑さを我慢しない、暑さに弱いということです。

この理論、正しい?

2 女性は弱い？　たくましい？

先日、モノレールの中でおかしな光景を目にしました。1つの空席をおばあさんたちが譲り合っているのです。高齢者のなかでも、より高齢者に、ということなのでしょう。立っているおばあさんたちは、発車、停車のたびによろめいています。「おかしな」というのは、その空席だった1席の両となりに若い男性が座っていることでした。

私が若いころ、女性3人でアメリカに行ったときのことです。ワシントンに行くのに、途中、ニューアークという空港で乗り換えでした。その空港は広く、乗り場から乗り場まで、ゴンドラのような、せいぜい10人ほどが乗れる車で移動するのです。その車に私たちが一歩入ったとたん、はじかれたように立ち上がったのは男性たちでした。「これが紳士の国か」と、感心しました。彼らは「女性は男性が守るもの」という「騎士道精神」を小さいころから植え付けられて育ったのでしょう。

でも、女性は弱いもの、守られるものか、という疑問がわく人も多いでしょう。「うちのお母さんは、とても強い。お父さんより強い」、という人はいるでしょうね。

ネズミの足にギブスを巻いて、どういう行動をとるか観察した人がいました。オスはそのギブスを一生懸命取ろうとしました。エサを出されても手をつけず、とにかく取ろうと必死です。

メスは初め、同様に抵抗しますが、そのうちやめて、エサを食べました。メスは切り替えが早く、現状に沿った生き方を選ぶので、たくましく生きられる、すなわち強いといえそうです。

3 男女の体力差　心に留めて

前項では、モノレールで女性に席を譲るか、ということに始まり、ネズミのメス・オスで変化に対する適応行動が違う、という実験結果を紹介しました。それが、人間にもいえることとか、考えてみます。

「うちのお母さんは、お父さんより強い」と思っているあなた。それは、ネズミの例でわかるように精神的な強さです。環境の変化に無駄に抵抗せず、その中でどう行動すれば有利か、と考える知力でしょう。子孫を繋げる本能かもしれません。

しかし、体の内部を見てみると、男女でずいぶん違います。男性に比べ、女性は「やわ」にできているのです。男性は体表面積が大きく、筋肉も、基礎代謝量も多い。赤血球の量も多く、その濃さも男性が高いのです。女性は男性の1割引くらいです。血液が薄いので、心臓は回転数を増やして、すなわち脈拍を多くして全身に血液を送らないといけません。だから、早く疲れます。これでは、男性と同じくらい力を出すことはできませんね。

それと、忘れてはいけないのが、女性は子孫を産み育てる重要な役割があるということです。女性を守る、席を譲るというのは、文化社会のバロメーターといえますので、男性は心に留めておいたほうがよいようです。でも、幼児や小学校低学年は、全身に比べ頭の比率が大きくて転びやすいので、モノレールやバスなどでは坐るほうがいいですね。中学生、高校生は、積極的に立って席を譲る、同時にそれは足腰を鍛えることにつながります。そのほうがかっこいいですね。もちろん大人の男性もです。

4 赤ちゃんが生まれて初めて飲む薬

赤ちゃんは、生まれたらお母さんに抱かれ、初期嘔吐などがなければ授乳が開始されます。その後、人生初のお薬を飲みます。それがビタミンKのシロップです。

その薬は、病院を退院する前にも飲み、さらに1カ月健診のときにも飲みます。とても大切な薬で、病気だからではなく、健康な子どもでも必ず飲むように指導されます。

なぜなのでしょう?

それは、出血の予防のためなのです。

赤ちゃんのビタミンK欠乏性出血症という病気があります。出生後7日までに起こる新生児ビタミンK欠乏性出血症と、2週間から6カ月頃に起こる乳児ビタミンK欠乏性出血症に分類されています。新生児のものは2~4日に多く、出血斑や吐血・下血、採血後の止血困難などがあります。乳児のものは、生後3週から2カ月の間に多く、頭蓋内出血という大変な病気が起こります。

ビタミンKは、出血したときなどに血液が固まるのを助ける因子をつくる材料です。ビタミンKの中のK_2は腸内細菌がつくり出すのですが、赤ちゃんはそれができておらず、お母さんがもっていても胎盤を通って赤ちゃんにいきません。また、母乳栄養の子どもに出血症が起こりやすく、母乳中にビタミンKが少ないことが原因といわれています。母乳栄養をしているお母さんは積極的にビタミンKの多い食品をとりましょう。納豆や春菊、モロヘイヤ、ツルムラサキなどの野菜に多く含まれています。これからお母さんになる人も覚えておいてくださいね。

5 更年期障害

50歳になったお母さんは、このごろ体調がすぐれません。何かしたわけでもないのに急に顔がほてってのぼせたり、ときには頭が痛い、立ちくらみがすると言ったり、肩こりがするという日もあります。疲れてだるい、憂うつで元気がない、でも突然カッと怒り出したり。

急に顔が熱くなったりすることをホットフラッシュといいます。これは閉経を迎える50歳ころの女性に多い症状です。ピチピチ、はつらつとした元気な女性だったのは女性ホルモンがたくさん出ていたからです。それが、年をとるとだんだん卵巣の働きが衰え、女性ホルモンは少なくなってくるのです。

この女性ホルモン（エストロゲン）が減ってくると、脳の視床下部にある自律神経の中枢がバランスをくずし、自律神経失調という状態になります。お母さんはその自律神経失調症で苦しい更年期障害になっていたのです。

調子の良いときもあるのですが、とても悪いときもあります。調子が良いときというのは精神的に落ち着いた状態で、睡眠や休養がしっかりとれたときなどです。休養をとっても具合が悪いこともあります。そのため、気分的なものじゃないかとか、仮病や怠けではないかなどと誤解され、辛いのにわかってもらえずさらに苦しくなってしまうということもあるのです。

ホルモン療法で症状が軽くなることもありますが、更年期障害は数年続きますので、家族の理解が必要です。お母さんがゆったりとした気持ちでいられるよう、みんなで家事を協力したり、心配をかけないようにすることも大切です。

6 赤ちゃんに備わる原始反射

膝の下の部分をポンポンと叩くと、足がピンと跳ね上がります。それは、膝蓋腱《しつがいけん》反射といいます。肘でも同じようなことが起こり、それは正常な状態です。生まれたばかりの赤ちゃんには、今のあなたにはない反射、原始反射とよばれる動きがあります。見たことがありますか？

赤ちゃんの唇や口の端にあなたの指を近づけると、赤ちゃんは口を開き、その方向に顔を向けます。指が口の中にくると、反射的にチュチュと吸いつきます。それは、哺乳びんを近づけたときにみられるので、あなたも知っているでしょう。生きるために栄養をとる基本ですね。

また、赤ちゃんの手のひらに指をあてると、ギュッと握ってきたり、足の裏を軽くこすると足の指がギュッと下向きに縮まるという反射もあります。ものを掴む動作です。昔、サルのような生活をしていた名残だといわれています。

背中に手を当て、少しからだを持ち上げてスッと下げると、びっくりしたように両手を上げ、指を開き、それから腕を胸にもってきます。驚き、身を守る動作でしょう。両脇を支えて立たせると、宙を歩くように足を交互に動かすという動きもみられます。

すごいですね。それらは赤ちゃんがもっている本来の力で、生き残るために備わった無意識の本能です。成長に伴い、やがてそれらは消失していきます。自分の力で動き、食べ、話し、考えるという脳の発達で不必要になっていくのです。あ、赤ちゃんにテストしないでくださいね。おもしろ半分でケガをさせたら大変ですから。

7 2歳ごろに芽生える嫉妬

2歳くらいの子どものいる家庭に赤ちゃんが生まれたら、その2歳の子どもはどうなるでしょう。2歳くらいの子が、赤ちゃんの頭をなでようとして顔を引っ掻いたり、目や鼻に指をつっこんだりするのを見たことはありませんか?

親の目の届かないところで赤ちゃんをつねることもあります。

これまで自分が中心で、かわいがられていた2歳の子どもは、自分より大事に扱われる新人の出現に戸惑います。さらに「お兄ちゃん(お姉ちゃん)なんだから、我慢しなさい」「赤ちゃんをかわいがりなさい」などと、急に新たな役割を任されます。まだまだ甘えたいのに、みんなの注目は赤ちゃんに注がれ、自分から離れてしまいます。実は、そのころは嫉妬という感情が芽生えるときでもあるのです。赤ちゃんばかりかわいがられることに対するやきもちは、感情が順調に発達している証拠です。また、頭をなでながら手がすべって顔を引っ掻くことは、必ずしも嫉妬からくる行為ではありません。そもそも、小さい子は協調運動がしっかりできません。力の加減ができないので、つい手がすべり、顔に強く当たることもあるのです。

急に兄、姉にされたことで、その子は困っているのです。その子の気持ちをわかってあげられるお兄ちゃん、お姉ちゃん、あるいは大人が必要です。周りの人が話を聞いたり、遊んであげたりして、自分も大事にされていると感じたら、その子も満足するでしょう。そうやって、あなたもかわいがられて育ったのですよ。

8 ハチミツは1歳を超えてから

「赤ちゃんにハチミツを与えてはいけない」と聞いたことがあると思います。それは、1歳未満の赤ちゃんは、腸内細菌が十分に育っていないということが最大の理由です。ハチミツのビンの裏にも書かれています。

ハチミツには、ボツリヌス菌という食中毒を引き起こす菌が含まれていることがあり、天然であるほど、その比率が高くなります。その結果引き起こされるのが乳幼児ボツリヌス症です。

ボツリヌス菌って、いかにも悪者のような名前ですね。食中毒を起こす菌の代表格で、その神経毒でしびれや飲み込みの障害、呼吸筋麻痺が起こります。呼吸筋麻痺とは、呼吸ができなくなって死亡するということにつながります。

それが、なぜ大人にはよくて子どもには悪いのでしょうか。ボツリヌス菌は、芽胞《がほう》を形成する菌です。通常、ボツリヌス菌は、生きていけない環境にあるときは芽胞という殻にこもるのです。芽胞にこもり、ハチミツに存在しているだけでは悪さはしません。芽胞のまま食べても腸内細菌がしっかり活動していれば問題はないのですが、小さい子どもで胃酸や腸内細菌が未熟な場合、生きる自由を得たボツリヌス菌は、芽胞を脱ぎ捨て、元気に動き出してしまうのです。そうして、元気なボツリヌス菌に命を奪われることになるということです。

1歳を超えるくらいに腸内細菌がしっかりしてきますので、ハチミツはそれから与えましょう。腸内細菌を積極的に育てるヨーグルトなどをとることも大事ですね。

9 決心で止められるおねしょ

朝起きたら、お尻が冷たい。

「あ、あれは夢だったんだ」と、がっかり。

昨日もそうでしたが、今日もトイレを探していました。あちこち探し、ようやく見つけたトイレで安心してジャーとおしっこをして、幸せな気分で眠ったのです。でも、それは夢だったのですね。お母さんはまた、世界地図を干さなければなりません。

睡眠には、レム睡眠とノンレム睡眠がありますが、おねしょは、レム睡眠のときにしてしまいます。おねしょは、子どもならよくあることです。小さい子どもなら、夢と現実の境がなく、尿道括約筋の力も弱いので、寝たままおしっこをしてしまうことが多いのです。

でも、小学校に上がるころにはおねしょは少なくなります。それくらいの年齢になると、夜間には抗利尿ホルモンが出され、尿をつくることが抑えられます。昼間のようには出なくなるのです。

小学校中学年以上でトイレを探す夢を見る、という人にお知らせです。おもしろいことに、「おねしょはしない！ と決心するとしなくなる」という研究データがあるのです。外国の研究ですが、本人が「しない！」と宣言することが大切なのだそうです。親も、「罪悪感を抱かせたくない」「子どものうちはしかたがない」と考えないほうがよいそうです。「してはいけない」と教えなければならないと書いてあります。

おねしょをしても叱られない、許されるという状況にあると、なかなかおねしょは終わらないということです。

10 泣き声に注意　腸重積症

「もう少し遅れたら、僕の命はなかった」とT君は言います。T君が赤ちゃんのころ、夜通し泣くT君を新米ママは一生懸命あやし続けました。翌日それを見たおばあちゃんが、「何か変だ」と気づいて病院へ連れて行ったというのです。

T君は腸重積症でした。腸重積症は赤ちゃんから2歳くらいまでに起こる病気です。腸重積という名前からもわかるように、腸が重なる、すなわち、小腸が、何かの拍子にたくしこまれるように大腸の中にめりこんでいくのです。動き続けるうちに内側の腸はさらにめりこみ、こぶのようになっていきます。赤ちゃんにとって、それはそれは痛いでしょう。

腸は、動いたり止まったりしています。腸が動いたときにめりこみますから、痛みは強まり、動かないときには痛みも和らぎます。痛いときには火が点いたように激しく泣き、動かないときはグッタリとしてしまいます。

赤ちゃんが泣くとき、私たちは一生懸命にあやして、泣きやむようにします。赤ちゃんはお腹がすいたとき、眠いとき、便が出て気持ち悪いときなどに泣きます。かゆいとき、痛いときにも泣きます。そのなかでも激しく泣くときは要注意。危険が迫っているときです。その見極めが大切です。「普通じゃない、何か変だ」という気づきが生命を左右するのです。

おばあちゃんはたくさんの経験があるから異変に気づいたのですね。新米ママにはそのコツがわかりません。お年寄りから学ぶことって、たくさんあるのですね。

11 成長の速さと心の関係

新しい年度が始まると、間もなく身体計測がありますね。あなたの学校や勤め先は、もう終わったでしょうか？　学校では身長・体重の他、２０１５年度までは座高がありましたが、それがなくなりほっとしている人も多いことでしょう。

みなさんの所属では1年に一度の計測ですか？　ある学校では毎月測定していたり、毎週、あるいは毎日測定しているところもあるそうです。計測値を活用するためです。

子どもの成長のペースはずっと同じではありません。急速に成長する時期があります。乳児期と思春期です。乳児は1年で身長は1・5倍、体重は3倍にもなります。乳児期ほどではありませんが、思春期には1年で6、7㎝も身長が伸びますね。あなたもそういう時期があったと思います。覚えていますか。

身長は1日のうちで朝が最も高く、夕方は低くなりますので、朝夕で2㎝くらい違います。朝からだんだん低くなっていくので、身体測定で一斉に測る場合、朝と昼ごろでは1㎝は違ってきます。また、1週間でみると週末の金曜日に身長も体重も大きくなります。1年でみると、身長は夏に多く伸び、体重は秋から冬に増加します。

それが、夏に体重が増えたり、身長がまったく伸びなかったりするとき、生活の変化や心の問題が影響していることがあります。震災で大きな痛手を受けた子どもにそういう変化があったり、学校でいじめを受けていることがわかったりするのです。

身体測定でそういうことまでわかるのですね。

12 異物飲み込み、何をいつどれくらい

小さな弟や妹が、誤って変なものを口に入れて大騒ぎになったことはありませんか？

幼い子どもは、何でも口で確かめようとします。誤って口に入れた場合、すぐに対処すべきものと特別に何かしなくてもよいものがあります。

化粧水や歯磨き剤、せっけん、絵の具などは「毒性が低く、治療処置を必要としないもの」です。芳香剤、シャンプー、台所用洗剤、乾燥剤（シリカゲル）、たばこなどは「毒性は軽度から中程度で、量によって治療処置が必要なもの」と分類されています。漂白剤、殺虫剤、防虫剤（ナフタリン）、消毒剤（ヨードチンキ）、麻薬・覚せい剤などは「ただちに治療処置が必要なもの」で、ガソリン、シンナー、ベンジン、染毛剤、消毒剤（クレゾール）などは「きわめて毒性が高く致死的となりうるもの」となっています。

飲み込んだものと時間、量がわかれば症状にあわせて適切な処置を行います。原因によっては水や牛乳を飲ませて吸収を遅らせたり、吐かせる、胃洗浄、下剤を飲ませるなどをします。

でも、意識障害やけいれんがあるときは、気道に入ったら大変なので吐かせません。酸やアルカリ、石油類の場合も、腐食性や気道刺激性があるので吐かせません。また、ナフタリンのような脂溶性の薬物は、牛乳を飲ませてはいけない、となっています。

飲んだものによって対処が違うのですね。

子どもの手の届く範囲に危険なものを置かないのはもちろん、何か飲み込んだとわかったら、すぐ病院に連絡することが大切です。

13 病気の子、大人より苦しい

「子どもの夏かぜに大人が罹ると悲惨」といつも言っている私が、まるで標的にでもなったかのように見事に感染し、重体になってしまいました。症状もひどく、熱も何日も続きました。

感染しても発病するかどうかはその人の体力次第なのですが、私は体力がない、免疫力が低いとわかっているので予防行動はしっかり取っていました。手洗いとうがいを行い、栄養と睡眠も十分とっていました。しかし、子どもの看病をするという、強力なウイルスと濃厚接触する事態にどうしてもなり、負けてしまったのです。

そもそも「子どもの病気」といわれるのは、子どもの免疫獲得や経験の少なさからいわれることで、子どものころに感染の機会がなく大人になった人にとって初めての感染は「子どもの病気」と同じことになります。

「子どもは軽く済み、大人は重症になる」といわれているのは本当でしょうか。子どもは痛みや苦しみを言葉で訴えられないので泣くしかありません。わかってもらえないまま頑張り、体力が尽きたときにぐったりとして泣くこともできなくなります。好きなものも食べられない、愛用のおもちゃやぬいぐるみも手で払いのける、そういう状態のときは最愛の人以外は受け付けなくなります。

「機嫌が悪い」というのは大切な症状です。子どもは急激に悪化します。でも、幸いにも急速に回復もします。今回の体験を通して、大人が10苦しいとすれば、子どもは20くらい苦しいと思えるようになりました。偉いなあ、子ども！　と。

14 鏡文字

文字を覚えたての子どもが裏返しの字を書くことがあります。「う」や「と」「り」「け」などが多いようですが、鏡にうつしたような文字なので鏡文字といいます。なかにはひらがなとカタカナが混じった字を書く場合もあります。

読み間違いもあり、「さ」と「ち」を間違えたりします。私の娘は「ニトリ家具」の看板をみて「コトリカグ」と読んでいました。

英語を用いる国では「b」と「d」、「p」と「q」などを間違いやすいようです。おもちゃ屋さんが「R」という文字を裏返しにしているのを見たことはありませんか？　鏡文字を書く子どもの気持ちに沿ったものなのだそうです。

なぜ子どもは鏡文字を書くのでしょうか。

私たちは目から入ってきた情報を右脳でイメージし、左脳で解釈して文字として表します。しかし、子どもは左脳が十分発達していないため、イメージのままに書くのです。幼児のころは右脳と左脳は役割もくっきり分かれておらず、左右という関係も十分理解できていません。子ども自身は気にしていないのです。

学校に上がるころには直るので心配する必要はありませんが、親が気になって早く直したいと思う場合、正しい文字をあちこちに貼っておくとよいようです。字を書くとき、お手本は横に置くのではなく上に置くと正しく書けるようになるといわれていますよ。

15 子どもは靴を逆に履く

子どもは、80％くらいの確率で靴を左右反対に履くようです。正しく置いてあってもわざわざ反対に置きなおして履く子もいます。偶然なら確率は50％でしょうが、80％というのは偶然ではないという証拠のようです。

「なぜ?・」子どもの気持ちになって考えてみます。

子どもにとって靴は常にぴったり合うサイズではありません。すぐ大きくなる子どもに、常にぴったり合った靴を与える親はあまりいないでしょう。少し大きめだけど我慢してもらおうというのがふつうでしょう。ぴったり合うようになったと思ったら、すぐ小さくなります。そのため、子どもは常に大きめの靴を履いているということになります。

大きめの靴は、履いていてしっくりきません。足は靴の中で靴が脱げないように緊張して突っ張っている状態になります。そういうとき左右逆に履いてみたら? なんと、大きめの靴でも足に合うように履けるのです。靴は親指側が長く、小指側が短くつくられています。そこで左右反対に、大きめの靴の小指側に親指を入れると、ほらぴったり! 大きく感じられません。

また、子どもはいつも「大きくなったね」と大人がうれしそうに言うのを聞き、大きくなることがよいことだと感じています。そこで、玄関に並べる靴も、少しでも大きいほうが大人は喜ぶと考えるのです。左右逆に並べると? ほら、大きくかっこよくみえるではありませんか。靴の中に絵を描き、左右が正しいと絵が完成するような靴があります。でも、子どもは逆が履きやすいのですよ。

16 親動かす天使のほほえみ

生まれたての赤ちゃんが、ふっと見せる笑顔。それにより母親をはじめ家族のみんなはとても嬉しくなります。安全な母胎内の環境から、自分で呼吸し体温を維持するために体を動かすなど努力を要する環境に移った赤ちゃんは、適応するために頑張らなければなりません。

新生児は一日の大半を眠って過ごします。でも、生まれてすぐは1時間半くらい起きているという研究結果がでています。まったく熟睡するノンレム睡眠を1とし、浅い眠りのレム睡眠（2）、うとうとするまどろみの状態（3）、ぱっちり目覚めている状態（4）、泣く（5）という5段階に分けると、1時間半は3～4で、特に最初の10分間は5の状態が多く、この時期に母親などと目を合わせ、自分の存在をアピールするようだというのです。生まれるという大変なエネルギーを使う仕事のあとなのに、どうしてそんなことに気を遣うのでしょう。

赤ちゃんは一人では生きていけません。大人の助けが必要です。おとなが「この子を守りたい」という気持ちになるのは、なんといってもかわいいと感じたときです。小さいからかわいいということもありますが、ちょっとほほえむとものすごくかわいいと感じますね。それを上手に活用しているのです。これは、赤ちゃんに組み込まれている「生きるために人を動かす力」で、生理的ほほえみ、天使のほほえみなどといわれます。

「ほほえんでいるように見えるだけ、頬の筋肉の引きつりだ」という人もいますが、赤ちゃんの気持ちになるとそんなことはいえませんよね。

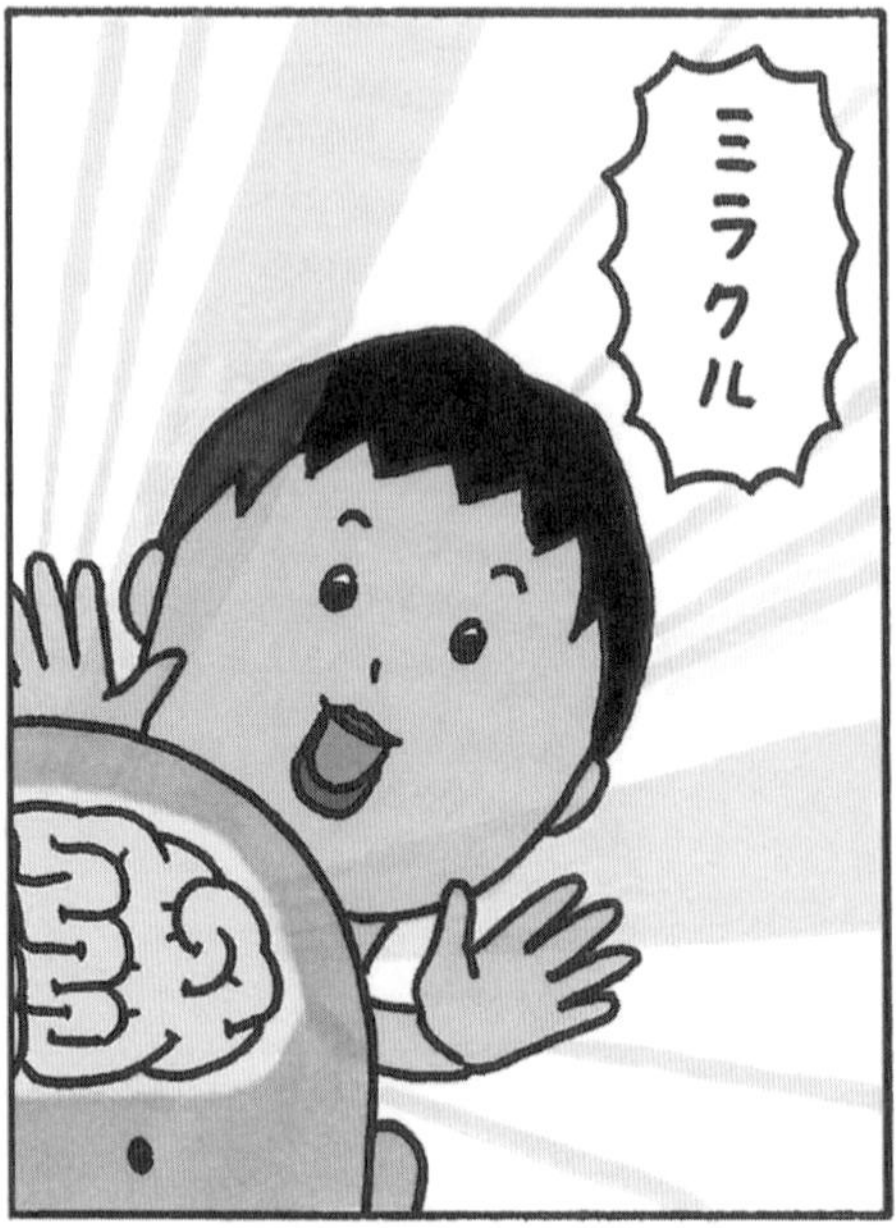
ミラクル

第2章
心はコントロールできる——精神

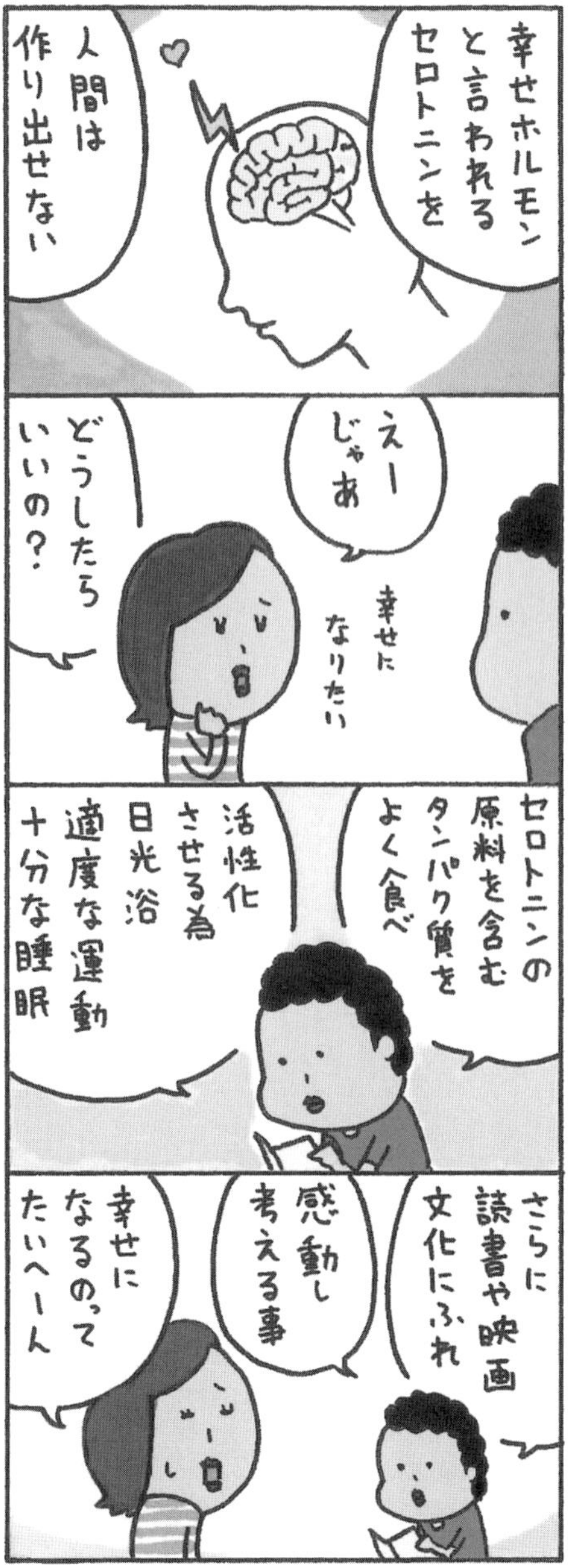
幸せホルモンと言われるセロトニンを
人間は作り出せない
えーじゃあ
幸せになりたい
どうしたらいいの?
セロトニンの原料を含むタンパク質をよく食べ
活性化させる為日光浴適度な運動十分な睡眠
さらに読書や映画文化にふれ
感動し考える事
幸せになるのってたいへーーん

1 ストレスにビタミンC

何かとストレスの多い現代社会。心だけでなく体への刺激もストレスとなります。悲しみや不安、怒りもストレスですが、出血や酸素不足、異常な高温や寒さ、筋肉疲労や睡眠不足などもストレス反応を引き起こします。ストレスにさらされると、体は特別な防御反応を起こします。この反応にはホルモンが関係し、体が壊れてしまうのを防ごうとするのです。

ストレス反応の最初はショック期です。血圧が下がり、体温も下がります。サーッと青ざめる状態です。すると、それを察知して交感神経が副腎髄質からアドレナリンというホルモンを出すように命令し、脳下垂体は副腎皮質刺激ホルモンを出します。

副腎皮質刺激ホルモンは副腎皮質に働きかけ、糖質コルチコイドという物質を出します。これがショックからの立ち直りをはかる重要な役割を果たします。糖質コルチコイドが頑張るのが抗ショック期です。そして、ストレスに対する抵抗力を維持する抵抗期に入り、体は守られるのです。糖質コルチコイド、すごいですね。

抵抗する力があるうちは、上手にストレスを解消し、体は壊れずにすみます。でも、ストレッサーが強すぎたり、長く続くと、体は弱り、はね返すことができなくなります。

ストレスに立ち向かう糖質コルチコイドですが、その合成にはビタミンCが必要です。ビタミンCが足りないと糖質コルチコイドが減り、ストレスに負けてしまうのです。ビタミンCは美容のためだけではないのですね。

2 違う特徴もつ人認めて

妹に借りた何巻もある時代物の小説に、とても鼻のよい庖丁人が出てきます。その人は、できあがった料理の匂いばかりでなく、どんな順序でどんな食材を使い、どのように仕上げたかもわかります。夕食時にはあちこちの家の献立がいっぺんに押し寄せるように匂ってきます。

音に敏感な人もいます。静かな部屋にいても、遠い道路を走る車の音、部屋の外を飛ぶ虫の羽音、花のつぼみが開く音、電気の流れる音までもが聞こえるのです。テレビの音も目の前で話している人の声も同じくらい聞こえてきて、その人の話に集中できません。

それは、オーケストラの団員全員がてんでに演奏していて、ちっともハーモニーになっていない状態です。会議をボイスレコーダーで録音したときのようでもあります。会議中は人の声しか聞こえていなかったのに、録音にはいろいろな音が大きく入っているのです。

すべての匂いや音が、どれも同じように感知されては、頭はとても忙しく、疲れてしまいます。それを防ぐため、私たちの脳は、さまざまな情報の中から自分に必要なものと必要でないものを区別し、選ぶという高度なことをしています。それがうまくいかないとき、頭は混乱し、何が大切か、何を優先して動けばよいか決められないというようになります。

ふつうの人がわからないものを感知できるというのは特殊なすばらしい能力です。それを生かした仕事に就くと、とても役に立つでしょう。周りの人は、それをその人の特徴と理解し、受け入れることが大切なのですね。

3 氷を食べる病気

暑いときにはかき氷がとてもおいしいですね。冷たい飲み物に入れた氷も、口に含んだり、ガリガリとかんだりしませんか？　かき氷やコップに入った氷を食べるのはよくあることですが、それが1回で終わらず、ずっと食べ続け、その量が、1日に冷凍庫の製氷皿1杯分以上も食べると病的です。実際、氷食症《ひょうしょくしょう》と名付けられている病気があるのです。

みなさんは普通体温を測るとき、脇の下で測りますね。体温は口の中でも、お尻の穴（直腸）でも測ることができます。西欧では口の中で測るのが普通です。また、脇や口が使えないときや手術中などではお尻で測ることがあります。

その3カ所でいちばん温度が高いのが直腸で、次に高いのが口の中、そして脇の下です。冷たい氷は、口の中を冷やしてくれます。氷で口の中を冷やすというのは、口の中が熱いからでしょう。口の中だけが熱いという状態は体温調節がうまくいっていないことが原因である場合があります。貧血などで脳に十分な酸素と栄養が行き届かず、自律神経の働きが乱れると、そのようなことが起こります。つまり、氷食症は貧血のときに起こりやすいといわれているのです。氷を食べるのをやめさせるよりも貧血を治療することが優先です。

氷だけでなく、食べ物ではないものを食べるのを異食といいます。氷は食べ物といえなくもないのですが、栄養のあるものではありません。

ストレスや精神疾患でも異食症が起こることがありますので、隠れた病気に注目することが必要ですね。

4 幸せホルモン――セロトニン

「脳の前頭前野が人間らしさをつくる」といわれています。考えて行動したり、人との関係を築くコミュニケーションや計画性なども前頭前野の働きです。

この前頭前野の働きを支えているのがセロトニンという物質です。セロトニンの量が減ると、前頭前野の働きが低下するのです。みんなと協調して行動したり、考えて計画的に動くことも前頭前野が行っていますので、前頭前野が不調になると、やる気がでない、考えることができない、学校や仕事に行けない、人と会えないなどの状態になります。

うつ病という心の病気では、脳内のセロトニンの量が減っているのがみられます。

セロトニンは神経伝達物質で、体内に約10㎎ありますが、大部分（90％）は腸の中にあります。腸が動くのを促しているのです。他には血小板という、出血したときに止血の働きをするものにも8％くらいあります。脳の中にあるのは全体の1～2％です。

わずかな量ですが、この脳内のセロトニンが不安や恐怖を感じにくくし、痛みを和らげたり、眠りやすくする働きをもっているのです。それで、幸せホルモンといわれているのですね。

幸せになるにはセロトニンを増やせばいいでしょうね。でも、人間はセロトニンをつくり出すことができないのです。では、どうするかというと、セロトニンの原料となる物質を含むタンパク質をよく食べ、日光で活性化するので日光浴をし、適度な運動で血流を促し、十分な睡眠で脳を休ませるのです。さらに、読書や映画、文化に触れ、感動すること、考えることなどで意識的に脳を働かせることが大切です。

5 五月病は4月に防ぐ

２０１９年の大型連休は、天皇の退位・即位で10連休でした。４月に進級・進学した人、新社会人には、ほっとする大型連休ですね。

誰でも、新しい学校や職場になると、「がんばるぞ！」という気持ちがわき、一生懸命取り組みます。新しい学校、友だち、難しくなる勉強、初めての仕事。楽しみであり不安でもあります。緊張の続く４月を乗り越え、ようやく体と心を休めるのが大型連休です。

その連休も、終わりが近づくにつれ気持ちが沈んでしまうことがあります。心が健康なら、一時的に「行きたくないなあ」と思っても、その日がくればシャンとして家を出ることができます。連休でリフレッシュできたら、５月からの生活がまた楽しみになるものです。

でも、気持ちが沈みすぎて、学校や職場に行けなくなることがあります。五月病といわれるものです。新しい環境に慣れることに一生懸命になり、過剰なストレスがたまることで心が疲れてしまうのです。

五月病にならないためには、ふだんから心の健康を意識する必要があります。家族や友達とおしゃべりし、ストレスは日々発散しましょう。連休は疲れすぎないような計画を立てるのも大切です。全部を旅行などにあてるのではなく、最後の２日間くらいは学校や仕事の時間に合わせた生活リズムに戻し、睡眠は十分とりましょう。栄養バランスのとれた食事も大事です。幸せホルモンをつくり出す食品もありますからね。

ほら、学校や仕事に行くのが楽しみですね。

6 サザエさん症候群

テレビ番組の『サザエさん』は、サザエさんを中心とした磯野家のお話ですね。のんびり、ほのぼのとした人々の言葉や動き、人情などが描かれていて、その番組が好きな人も多いでしょう。それが日曜日の夕方に放映されることから、『サザエさん』の放送後は、「日曜日が終わった」「明日から学校や仕事が始まる」といって憂うつになるというのをサザエさん症候群というそうです。

学校や仕事に行くことが辛い人にとってその番組の終わりは、憂うつにつながってしまうのですね。「きょうは楽しい、きょうは楽しい、ハイキング〜」というエンディング曲を聞くと具合が悪くなり、「もうだめ」と、叫びたくなるという人もいます。せっかくの楽しい番組にそんな「気持ち」が関連しているなんて残念ですね。サザエさんはなにも悪くないのに、そんな名前が付き、気の毒です。

月曜日が怖いのはストレスが原因です。仕事や学校へ行くと、そのストレスが襲ってくる、だから行きたくない。その気持ちがサザエさん症候群を引き起こしているのです。

その対策として、月曜日は軽い仕事から始められるようにしたり、仲の良い友達に月曜日の朝会うような計画を立てます。月曜日の朝一に重要な会議を組むのではなく、簡単な打ち合せを入れるのもよいといわれています。土日も休みだからといって昼過ぎまで寝ていては、朝の太陽光を浴びることができません。朝日は、体調を整える幸せホルモン、セロトニンをつくるのに必要なものです。休みの日も、朝きちんと起きる規則正しい生活を送り、次の金曜日を楽しみに待つようにするとよいのですよ。

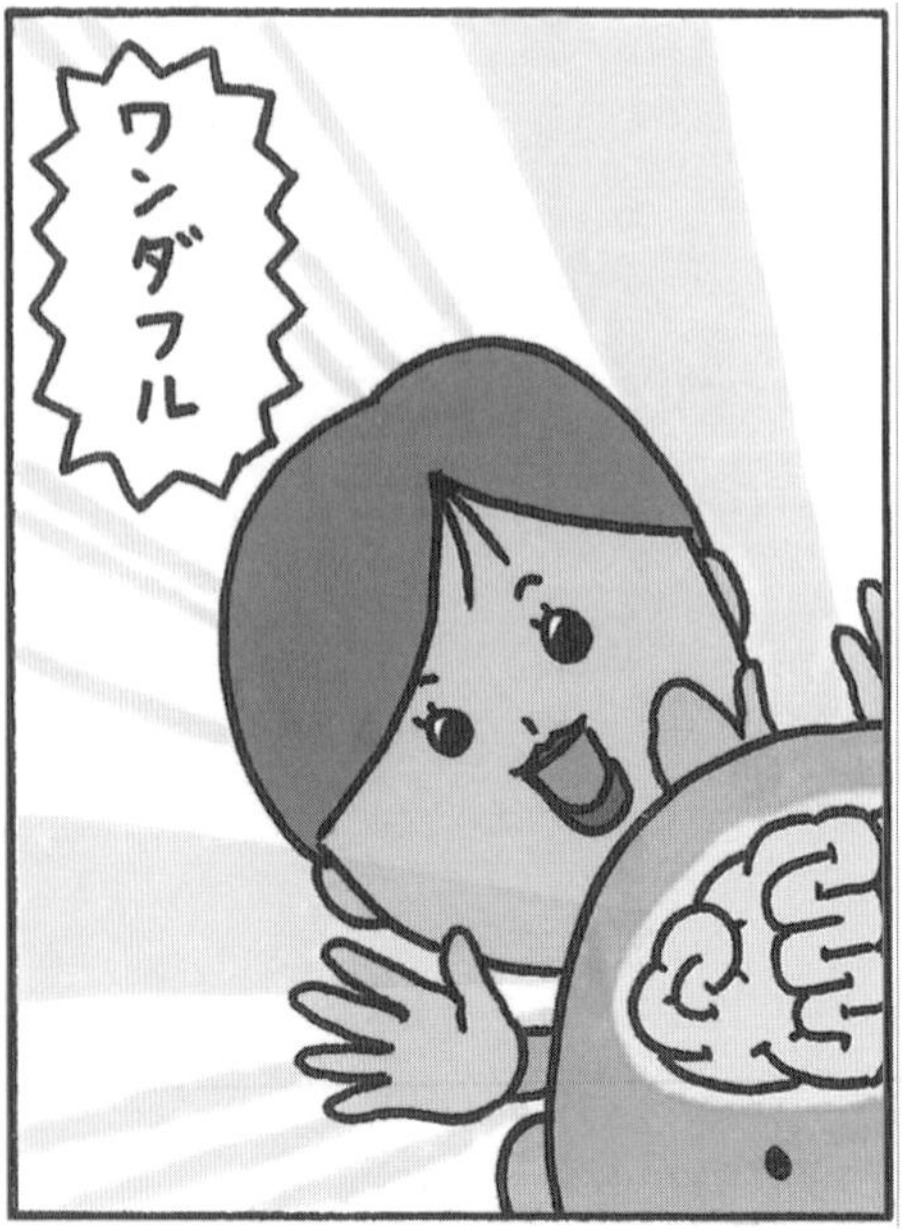
ワンダフル

第3章 美しき加齢——老年

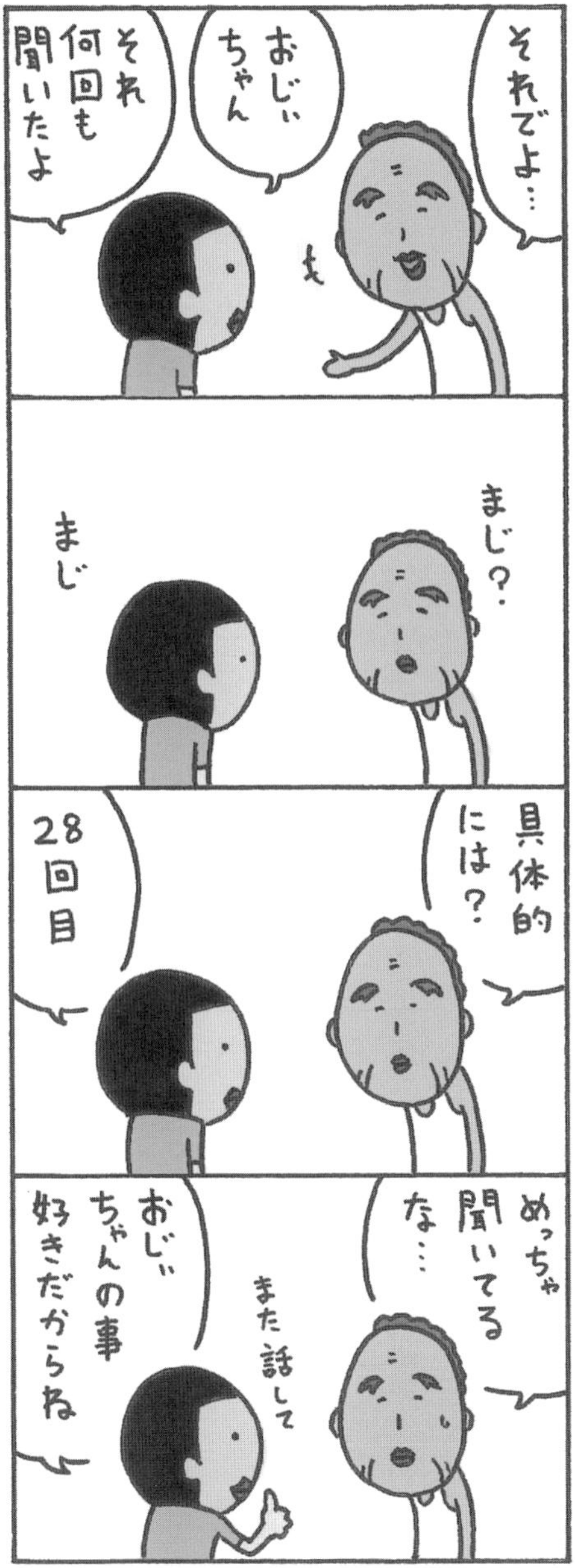
それでよ…
おじぃちゃん
それ何回も聞いたよ
まじ？
まじ
具体的には？
28回目
めっちゃ聞いてるな…
また話して
おじぃちゃんの事好きだからね

1 お年寄りの話に耳を傾けて

「おじいちゃん、また同じことを言ってる。それはもう、何回も聞いたよ」。

そういうと、おじいちゃんは、寂しそうな顔になりました。このごろおじいちゃんは、買い物に行って、財布から出すお金が合わなかったり、何でもないことで急に怒り出したりします。もう2年生になった孫に、「来年は学校だね」と言います。

そのような状態は、認知症といわれます。

認知症には脳血管性認知症とアルツハイマー型認知症があります。脳血管性は、高血圧や心臓疾患などからくる脳血管の詰まりで起こり、詰まった部分の働きが妨げられるので、現れる症状は部分的です。アルツハイマー型は年をとることで進行し、脳細胞の変性で起こるため、脳全体が縮まって働きがだんだん衰えていくものです。大好きな趣味もしなくなり、周りのことに無関心、身だしなみにも構わない、自分のしたことを忘れる、簡単な計算、時間や場所がわからないなどの状態になります。

お年寄りに、「嬉しいと思うときは、どんなときですか」と聞きました。どんなときだと思いますか？孫が100点を取ったとき？　宝くじが当たったとき？　おいしいものを食べたとき？

いいえ。最も多かったのは、「自分の話をうなずきながら聞いてもらったとき」だそうです。

アルツハイマー型認知症は、脳の衰えによるものなので、元に戻すことは困難です。周りの人が温かく接し、何度も聞いた話でもゆっくり聞いてあげましょう。大好きだったおじいちゃんなら、認知症になっても大好きでありたいものですね。

2 認知症、人格に変化も

優しくて楽しいおじいちゃんが、病気をしたあと人が変わったように怖いおじいちゃんになってしまいました。Aちゃんは大好きだったおじいちゃんが、そんなふうになったことが信じられず、どうしたらよいか困ってしまいました。

おじいちゃんは脳梗塞でした。脳梗塞や脳出血で脳血管が詰まったり破れたりして脳細胞が傷ついてしまうと、その場所によって現れる症状が違います。おじいちゃんは病気によって、それまでの性格をつくっていた脳の働きが抑えられ、本来の自分でない状態になってしまっているのです。優しい、楽しいおじいちゃんは、病気が隠しているのですね。

脳は、部位によって担当があります。言語や見る、聞く、計算する、記憶するなどのほか、歩くこと、考えて動くこと、道具を扱う、文字を書くこと、そして、思いやる気持ちや優しさなどもそれぞれの脳細胞に配置されている働きなのです。脳血管が損傷されて起こる認知症は、脳血管性認知症といいます。脳血管性認知症は、その病気を治療することにより治る可能性があります。

認知症で最も多いのはアルツハイマー型認知症で、認知症の半分以上がこの型です。次に多いのが脳血管性認知症で、レビー小体型認知症というのもあります。レビー小体型認知症は、レビー小体という物質が大脳の神経細胞にたまり、脳の働きを妨げるものです。

認知症によりさまざまな行動が表れるので、家族は困ってしまうことがあります。その対処については、次項から書きますね。

3 認知症、優しく声かけて

認知症は、大きく分けて3つの原因があることを前項で書きました。その中で最も多いのがアルツハイマー型認知症です。認知症の50～60％です。普通に認知症というと、アルツハイマー型を指すほどです。アルツハイマー型認知症は、脳の神経細胞が衰えて萎縮することで起こります。脳血管の損傷による脳血管性認知症とは違い、徐々に進行します。

Bちゃんのおばあちゃんは、近ごろご飯をよく食べるようになりました。それどころか、さっき食べたばかりなのに「ご飯をまだ食べていない」と言い、隣のおばさんに「うちの嫁は私にご飯を食べさせてくれない」と言っています。

それを聞いたお母さんはプンプン怒ってしまいました。「私がこんなに一生懸命お義母さんのためにしているのに、お隣の人に誤解されるじゃないの！」。

おばあちゃんは満腹中枢が障害され、食事したことを忘れているのでしょう。

おばあちゃんの気持ちを考えてみましょう。「お腹がすいているのに、食べさせてくれない。家族は自分を大切にしてくれない」と、考えているのではないでしょうか。

認知症の方を介護するには、心に余裕をもつことが大事です。「そうね、そろそろご飯をつくろうと思っていたところなのよ。今準備するからね」と言って、別のことをしてもらうと食事のことを忘れることがあります。また、食後すぐ片づけないで食器を置いておくと、それを見て食べたことを思い出す場合もあります。優しく声をかけること、ゆっくり目を見て話すことも大切です。

4 認知症、不安になる夜

Cちゃんのおばあちゃんは、夜眠らずあちこち歩き回るようになりました。目を離すといなくなり、帰り道がわからなくなって近所の人につれてきてもらったこともあります。

昼と夜が逆転し、夜中に起きて騒ぎ立てるのに、昼間はボーッとしているのです。

家族はずっと目が離せず、交代で見まもります。特に夜は危険なので、みんな安心して眠れません。カギをかけても上手に開けて出ていくので、みんなクタクタです。

そのとき、おばあちゃんは何を考えているのでしょう。おばあちゃんになったつもりで考えてみましょう。おばあちゃんは、夜が怖いのかもしれません。不安なのです。自分のいる場所がわからず、生まれ育った家に帰りたいと、帰り道を探しているのでしょう。

認知症が進むと、昔の記憶をたどり、その世界に住むようになるといわれています。おばあちゃんのために部屋を改装してバリアフリーにしたのに、それはもう自分の部屋とは思えず、元の家に帰ろうとします。そういうとき、玄関が変わったなら勝手口から入ると、安心して家に入ることもあります。

夜出て歩くのは、実際に帰ろうと行動に移しているのかもしれませんが、一緒に少し歩いてあげましょう。早く就寝することで夜中に目が覚める場合は、夕方におしゃべりや運動をします。踊りが好きなおばあちゃんなら、民謡をかけて踊ってもらったり、話を聞いて楽しく過ごし、寝る時間を引き延ばすと、ぐっすり眠れるようになります。

おばあちゃんの気持ちになることが大事です。

5 認知症、徘徊場所に意味

D君のおじいちゃんは小学校の校長先生をしていました。D君はおじいちゃんが大好きです。D君にはおじいちゃんが行く所はだいたいわかります。それはD君も好きな所だからです。

動物園や公園。おじいちゃんがまだ若い教員だったころに子どもたちを遠足で連れて行った場所です。

認知症の患者さんは、自分がいちばん輝いていたころの思い出の中にいることが多く、教員だった人は病院の中でも教員口調で話したり、警備員をしていた人は、病院の安全点検をして回っていることがあります。それを、やめさせようとせず、尊重して受け入れることが大事です。

D君のおじいちゃんは、かっこいいGPS付き携帯電話を持っています。おじいちゃんがときどき行方不明になるので、GPS機能を使って捜索するのです。

ある日、いなくなったおじいちゃんはダムに向かって立っていました。D君が近づいて「おじいちゃん」と声を掛けると、「おお、Fちゃんか」と、知らない子どもの名前を言いました。

D君は、「うん」と言って横に並んで一緒にダムを見ました。おじいちゃんは「Fちゃん、冷たかっただろうね」と言って涙ぐんでいます。「大丈夫だよ、先生」と言うと、おじいちゃんはD君を抱きしめました。

D君は知らなかったのですが、F君という子どもは大雨のあと、ダムの放水で氾濫した川に流されたのでした。先生はずっとそのことを悔やんでいたのです。「大丈夫だよ」と聞いて、おじいちゃんは、それ以後ダムに行かなくなりました。

6 認知症、本人も戸惑い

認知症による困った行動はいろいろあります。徘徊や不眠などのほかに、財布がなくなったと騒ぐ、店の物や他人の物を持ってくる、オムツの中をいじる、食べ物ではないものを食べる、暴力を振るう、家族がわからなくなるなど、人それぞれの問題があり、介護している人にとっては大変なことがたくさんあります。

それがどれくらい困ったことなのかは、その立場になってみなければわからないことです。

その一つひとつに解決策を書いていくと、「カラダの不思議」は、延々と認知症が続くことになりますね。

今まで尊敬の対象であったおじいちゃん、おばあちゃんが変わってしまったようになる認知症という状態は、実は、その本人にとっても理解できなくて、戸惑っている状態なのです。

先の例を考えてみましょう。

財布の紛失は「どこに置いたか忘れ、誰かが隠したと思う」、店から無断で持ってくるのは「自分の物を持ってきているのに盗んだと言われ心外だ」「オムツが嫌だし、便が付いているのが気持ち悪い。早く取り替えてほしいのに、そのままにされているからいじる」「視覚・味覚が鈍り、ボタン電池や洗剤がおいしそうな物に見えるから口に入れる」「着替えや移動など、突然さわってきて嫌なことをするから抵抗している」「自分でできるのに、手を出してくるから自由にしたい」「親しかった人も認識できなくなったので覚えている名前を言っている」。

どうですか？　ちゃんと理由があるのです。相手の気持ちになって考えることが大切なのです。

7 認知症サポーター養成へ

厚生労働省は、認知症の理解を深める手だてとして「児童生徒と高齢者の積極的な交流」と「認知症サポーター養成講座」を挙げて取り組み始めました。「新オレンジプラン」です。

児童生徒が介護老人福祉施設等を訪問し、高齢者とのレクリエーションや介護の簡単な手伝いを通じて高齢者とかかわることとや、認知症サポーター養成講座を受けて、認知症をきちんと理解することなどを目指しています。この認知症サポーター養成講座は、90分くらいなもので、小中学生向けのテキストもあります。興味のある人は役所などに問い合わせてみるとよいでしょう。きっとよい勉強になりますよ。

以前、認知症による困った行動の対応について書いたところ、実際に困っている人から質問がきました。「おばあちゃんが、あちこちからお金を借りて困っている」というのです。

認知症の方は自分の世界に生きています。前は自分でお金を管理し、必要な物を買っていたので、今お金を持たされず買い物も自由にできないことに困り、知人からお金を借りるのです。それは、主体性があると考えられます。貸してくれる人がいるのもありがたいことです。

おばあちゃんがいつももっているポシェットなどに「お金は貸さず、話を聞いてあげてください。欲しい物は家族に買ってもらうように話してください」というようなことを書いた紙を入れておくと良いかも知れません。

おばあちゃんには、自分を大切に思ってくれる人がいることが救いなのです。そのようなことも学べる認知症サポーター養成講座です。

8 年をとるということ

若いときに比べ、病気になりやすくなった、ちょっとした病気も治りにくくなったと実感している壮年期、初老期の方はいませんか？

高校生くらいの人でも、子供のころにはすぐ治った擦り傷などが治りにくくなった、傷跡が残るようになったと思っている人はいるでしょう。それは、どういうことなんでしょうね。

細胞は、生まれたときに大部分が完成し、増えないといわれています。唯一増えるのは精細胞、精子です（血液細胞も毎日つくりだしているといえばそうですが）。

身体を構成している細胞は、数は増えず、細胞の大きさが増すだけです。老化は、その細胞数が少しずつ死滅して減っていく現象です。病気に対する抵抗や回復は、いろいろな細胞が協力し合い、それぞれの原因に立ち向かう力を発揮している状態です。細胞の数が減ってくると、すぐに対応できなかったり、対応しようにも材料が不足して十分にできないことができてきます。それが「免疫力の低下」です。

免疫力はしぜんに下がっていくのですが、それを維持したり、高めることもできます。運動や食事によって努力すると改善が認められます。でも、やはり加齢には勝てませんので最後は下がってしまいます。

先日、１００歳を超える方の葬儀がありました。沖縄では１００歳を超えて亡くなるのは大往生として扱うのですね。香典返しも、まるで紅白饅頭かと思われるような形につくられたタオルでした。

細胞が、その働きを十分に果たした結果ですので、静かに眠るように終わるのですね。

9 物忘れ

Kちゃんのおばあちゃんは、冷蔵庫のとびらをあけて、「あれ、今何をしようとしていたんだっけ?」ということがあります。しばらくすると思い出すようで、「あ、そうだった。人参を取ろうと思ったんだった」と言って人参シリシリをつくり始めます。それを見たKちゃんは、おばあちゃんが認知症になってしまったのではないかと心配です。

ものを忘れるといっても、認知症と加齢による物忘れは違います。年をとって忘れるのは、たとえば、さっき食べた食事の内容を「さっき、何を食べたのだったかしら」と思い出せないようなものです。

それに対し、認知症の場合は食べた内容より、食べたことそのものを忘れるのです。ですから、「ご飯を食べていない。食べさせてくれない」と怒り出すこともあるのです。その人にとっては、食べたことは消えてしまっているので、「食べていない」ことが「事実」なのです。

加齢による物忘れの場合は、忘れたことを意識していますが、認知症の場合は忘れたという自覚はないのです。

Kちゃんのおばあちゃんは思い出そうと努力もしていますね。それは大事なことです。考えること、計算をしたり、言葉を思い出そうとしたりすることは、脳の細胞の活動を活発にし、認知症の発症を遅くすることができます。運動も役立ちます。いつまでも元気でいてほしいおばあちゃんと、ことば遊びをしたり、簡単な計算問題を出して運動しながら一緒に解くこともよいことですよ。

10 魔女の鼻はなぜ長い？

お年寄りの顔を見ていると、不思議な気持ちになることがあります。なぜか、鼻が長く、耳たぶも大きいように感じます。あなたは、そう感じたことはありませんか？

みんな、生まれたときにはちょっと盛り上がった程度の鼻で、耳も耳たぶが垂れ下がるほどの子どもはいません。それが成長とともに大きくなり、顔とのバランスがとれる程度にゆっくり大きくなっていくのです。

そして、年をとっていくと、顔の筋肉はだんだん減っていき、しぼんでいくように顔全体も少し小さくなっていきます。細胞内の水分が保てなくてしぼむのと、細胞分裂で成長するのが少なくなるからです。ところが、鼻と耳の軟骨は、年をとってもその成長が止まらず大きくなり続けるのです。そうすると、鼻も耳も、顔と比べて大きくなるのは当然ですね。

お年寄りの眉毛が長いのも見たことがあるでしょう。普通は眉毛もまつげも、一定の長さまでしか伸びず、同じ長さで維持され、毛の寿命がくると抜けていきます。あなたはまつげや眉毛を散髪しますか？　しませんよね。

年をとると、眉毛もこれまた伸びていくのですね。しかも、硬くて長く、ゴワゴワ、ピンとした眉毛になるのです。目の両側に垂れ下がっている眉毛を見たことがあるでしょう？

そこで、魔女の鼻がなぜ長いか考えました。魔女は１００年、１０００年と長生きのようです。そんなに長生きなら、鼻や耳が長く垂れ下がっているのもしかたのないことなのですね。

11 寿命の限界

2018年4月、日本で最高齢の田島ナビさんという方が117歳260日で亡くなりました。その方は、正確な記録があるなかでは世界で2番の長寿だったそうです。アメリカのサラ・ナウスさんが119歳97日。もう一人、フランスのジャンヌ・カルマンさんが122歳164日といいますが、それは正確ではなさそうです。

そのニュースを聞いたとき、人間の寿命の限界はどれくらいなのだろうと考えました。医療技術の進歩でさまざまな病気が克服され、栄養や環境の改善などで私たちの健康は一昔前よりずっと良くなっています。そういう条件が整えば、人間は無限に生きられるものでしょうか。

そうはいかないのですね。私たちの体を構成している一つひとつの細胞は分裂しながら新しくなっていきます。その分裂の回数に限界があるというのがヘイフリック限界という説です。その説でみると、ヒトの細胞分裂の回数は50で、最大寿命は120年ということです。なるほど、かなり近いですね。

細胞分裂が繰り返されると、細胞の再生のスピードが緩やかになり、ついには分裂できなくなるのですね。それを決めているのがテロメアDNAというものです。赤ちゃんのうちは長いテロメアが、分裂を繰り返すうちに短くなり、ある長さになると、もう分裂は起こらず、死滅するというわけです。

不老長寿をどんなに望んでも、無理なものは無理ということでしょうか。あるいは？

第4章 酵素、栄養、そして美——血液

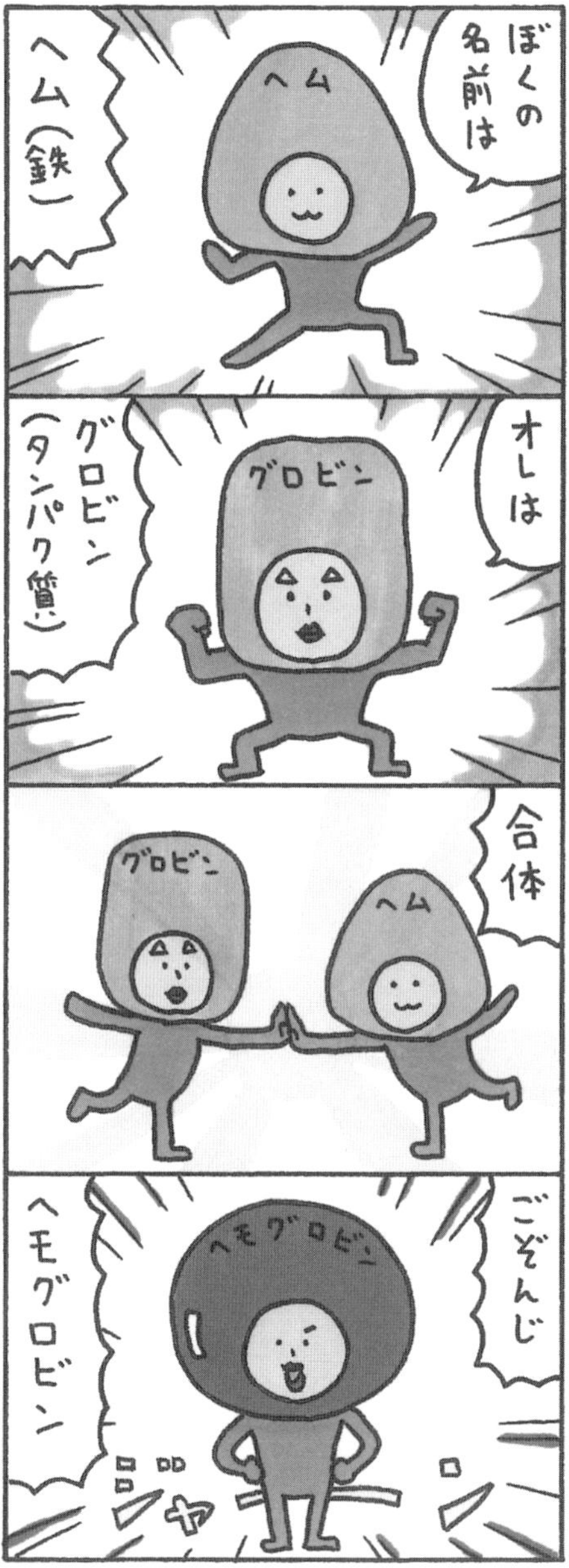
ぼくの名前は
ヘム
ヘム（鉄）
オレは
グロビン
グロビン（タンパク質）
合体
グロビン
ヘム
ごぞんじ
ヘモグロビン
ヘモグロビン
ジャーン

1 酸素運び、力引き出す赤血球

血液が不足すると、力が入らず、だるくてめまいがしたり、わずかな動きでも息切れがして、集中力もなくなります。貧血です。

貧血の治療にエリスロポエチンという薬を使うことがあります。エリスロポエチンは、もともと薬ではなく、腎臓でつくられる糖蛋白質です。血液中の酸素が少なくなると、エリスロポエチンがつくられます。エリスロポエチンは、骨髄の血液のもと（赤芽球）の分裂を促し、赤血球を増やします。人間の体はすごいもので、体に必要なものが足りなくなると、それを増やすように働きます。ケガや輸血などで血液が減ったら、血液を増やすようになるのです。献血後もそうですよ。

血液の中の赤血球は酸素を運ぶので、その量が多いほど強い力を出すことができます。例えば、酸素の少ない高地でトレーニングをすると、少ない酸素を最大限利用できるように、体は赤血球をつくり出します。エリスロポエチンが働くのですね。

高地トレーニングは、持久力を必要とする運動によく利用されていて、不正ではありませんが、エリスロポエチンを注射して赤血球を増やしたり、自分の血液を採っておいて、試合前に戻すという方法で良い成績を出すというのは、ドーピングとしてオリンピックなどで問題になります。筋肉を増やす筋力増強剤も使われたことがあります。それもドーピング違反です。

スポーツ選手なら、毎日練習を続けているうち、「強くなりたい、良い成績を収めたい」と思うでしょうが、インチキをして勝っても後味は悪いですよね。

2 働く血球、骨髄生まれ

お母さんのお腹の中にいるとき、赤ちゃんは日々必要な酸素や栄養をお母さんの胎盤からもらいます。お母さんの血液と赤ちゃんの血液は混ざりません。親子で血液型が違うことはよくありますよね。血液は胎盤を通らず、酸素と栄養を濾して赤ちゃんの臍帯のほうへ移し替えているのです。すごいですよね。

血液は骨髄でつくられますが、お腹の中にいる初めのころは肝臓や脾臓でつくられます。生まれるころには主に骨髄でつくられるようになります。

骨髄は骨の中心部のスポンジ状の部分です。そこで血液をつくりためておきます。骨髄からは血管が出ており、体中に流れる太い血管につながっています。ケガや月経で血液を失ったら、すぐ骨髄から補充されるのです。

骨髄では赤血球だけではなく、白血球も血小板もつくられます。赤血球の働きは酸素や栄養を全身に運び、老廃物を持ち帰ることです。

白血球は体にとって害となるものが入ってきたとき、それを食べて、溶かして、膿として体の外に出すのが役目です。血小板は、血管が破れて出血すると、その場に集まり、血小板どうしがくっつきあって穴を塞ぎ、出血を止める役割をもっています。

これらは、毎日、何食わぬ顔で行われています。ニキビを潰して出血しても、いつの間にか黄色い液がフタをして、血は止まっていますね。ニキビそのものも細菌をやっつけて溶かした膿なのです。骨髄が正常に働き、血球が必要なだけつくられているからこそ、元気でいられるのですね。

3 元に戻す力こそ大事

血液は弱アルカリ性です。酸性、アルカリ性の度合いを表す値pHは、7が中性で、血液は7・35〜7・45の間です。

「酸性食品は体に悪い、アルカリ性食品をとるほうがよい」と、しばしば耳にします。肉、魚、卵、砂糖などは酸性食品です。米や酢などの穀類も酸性食品です。野菜類、果物、キノコ、大豆、海藻類はアルカリ食品です。酸っぱい梅干しもアルカリ性食品です。酸性食品とアルカリ性食品の区別は、燃やして残った灰の水溶液の成分で分けているもので、食品そのものの酸性、アルカリ性ではないのですよ。

2007年に世界保健機関（WHO）が出した報告があります。「蛋白質の酸が骨のカルシウムを流出させる」というものです。そのため、「骨がもろくなる骨粗鬆症《こつそしょうしょう》の予防には、蛋白質である肉を食べる際にアルカリ食品である野菜を一緒に食べるとよい」ということなのです。

しかし、ちょっと考えてみましょう。人間の体には「恒常性の維持」というすばらしい機能があります。恒常性とは、体温が上がれば下げようと働き、血圧が異常な状態に傾いたり、何かに感染すれば、元の状態に戻そうとする働きのことです。

酸性食品のために血液が酸性に傾いたら、それを分解して排出し、アルカリ性食品も多すぎると何とかして元に戻そうとします。ちょっとやそっとでは左右されない、恒常性を維持する機能こそ強い味方なのです。でも、偏り過ぎはもちろんダメですよ。恒常性が壊れたときが病気で、元に戻す力が弱っているのですから。

4 赤血球数　減って増えて

弟や妹が生まれたばかりのとき、まっ赤な顔をして泣いていたでしょう? 赤ちゃんは、どうして赤ちゃんと呼ばれるのでしょう。

見たとおり、赤いからですね。

赤ちゃんがお母さんのお腹の中にいるときは肺を使って呼吸しているのではありません。お母さんの血液から酸素をもらっているのです。お母さんの血液から酸素を取り込むにはたくさんの血液が必要で、その血液が多いことから赤ちゃんの肌は赤く見えるのです。

生まれたばかりの子どもの赤血球数は６００万/μℓ前後で、ヘモグロビンは約19g/dℓです。成人の赤血球数は４５０万～５００万/μℓ、ヘモグロビンは14～16g/dℓですので、このままでは多すぎます。

お母さんのお腹にいたとき使われていた赤血球は胎児赤血球といい、寿命が短く壊れやすいものです。生まれたら、胎児赤血球は分解され、ビリルビンが出されます。生まれて2～3日すると、外から見てもわかるような黄色みがかった肌になります。それが黄疸で、見えているのはビリルビンの色です。黄疸は、4～5日ごろがピークとなり、7～10日頃だんだん消えていきます。この黄疸を生理的黄疸といいます。

赤血球の分解はさらに進み、生後3カ月頃には赤血球数が４００万/μℓ、ヘモグロビンが11g/dℓと、今度は最も少なくなります。生理的貧血です。その後また徐々に増え、女子では12～15歳、男子では14～18歳ごろには成人とほぼ同じくらいになります。

必要に応じて赤血球数を、増やしたり減らしたりすることって、すごいことですね。

5 血液型

血液型で性格がわかる、O型はのんき、A型は几帳面などといわれます。ひところ、その説はもてはやされ、いろんな人がにわか性格分析家になっていました。でも、実際は関係ないという研究報告がありました。それでも、血液型と性格の関係はときどき話題に上りますね。

血液型、正しくは「赤血球の型」は、人体に輸血をするということが始まったときに研究され始めました。輸血は、どんな血液をだれに入れてもよいというわけではありません。間違った輸血をすると血が固まり、大変なことになってしまうのです。

赤血球の型にはＡＢＯ式、ＭＮ式、Rh式などがあります。みなさんがよく知っているのはＡＢＯ式でしょう。私はA型なので、私の赤血球にはA型抗原があり、血清にはB型に対抗する物質、抗B抗体があります。このA型抗原と抗B抗体は同居しても問題はないのですが、そこに抗A抗体（B型の血液）が入ってくると、A型抗原と反応して固まってしまうのです。

血液型は、B型抗原をもつものがB型、A型抗原とB型抗原を両方もつものがＡB型、どちらの抗原ももたないものがO型です。A型の例で示したように、B型の場合は抗A抗体をもち、ＡB型の血清は抗体をもっていません。O型の血清は、抗Aと抗B抗体の両方をもっているのです。

輸血の前には、必ず輸血を受ける側と輸血する側の血液をちょっと混ぜてテストしてから入れることになっています。それを交差適合試験（クロスマッチ）といい、絶対必要な手続きです。万一、合わない血液型を輸血すると、命にかかわる事態になります。クロスマッチによって安全を確保しているのですね。

6 血液型不適合

ＡＢＯ式血液型の分類は一般的ですが、他にもRh式分類があり、これも大切なので説明しようと思います。

Rhという言葉は、アカゲザルの頭文字です。Rh検査はアカゲザルの赤血球をウサギの血液に入れ、そのウサギの血清を取り出し、人の赤血球と混ぜたとき固まるかどうかをみる方法です。固まる赤血球はRh因子を持っているとしてRhプラスといいます。固まらないのはマイナスです。

日本人は多くがRhプラスで、マイナスの人は０・７％です。白人は85％がプラス、黒人はほとんどすべてプラスだそうです。

Rh因子が問題になるのは輸血のときだけではありません。Rh因子マイナスの女性が、Rhプラスの男性と結婚して妊娠すると、胎児はRhプラスになります。プラスのほうがマイナスより遺伝的に優性だからです。この胎児のRhプラス抗原が胎盤からお母さんの血液に移り、お母さんの体では抗Rh抗体が作られます。この赤ちゃんは何事もなく生まれますが、その次の子どもには、お母さんの血液にあるたくさんのRh抗体が胎盤から入ってきて、凝集反応が起こります。そうすると、流産になったり、なんとかもちこたえて生まれても、重症黄疸や貧血などになるのです。子どもにとっては大変な状態です。血液型が合わないと、こんなにも命に危機が及ぶのですね。

白血球の抗原の型も１００種類以上あり、それは臓器移植などのとき問題になります。合わないと拒絶反応が起こり臓器が定着しないのです。

7 どれくらい出血したらあぶない？

あなたの肘の内側にうっすらと青っぽい色をしたスジが見えますか？　それは血管ですね。

血液は全身にはりめぐらされている血管を通り酸素を届けています。心臓を出て組織末端に向かっている血管は動脈とよばれ、末梢で酸素を放し帰ってくるのが静脈です。酸素を運んでいるのはヘモグロビンです。ヘモグロビンのもっている酸素量が多いのが動脈血で、鮮やかな赤い色をしています。動脈は体の奥深いところを流れていて、押さえてみるとドクン、ドクンと心臓の動きと同じリズムで脈打っています。

体の組織に酸素を配って、戻ってくるのが静脈血です。静脈は、酸素の量は少ないので赤でも暗い色をして見えます。静脈は脈打ってはいません。静脈は体の表面に近いところにあり、見たり触れたりすることができます。

大ケガをして出血量が多いとき、死ぬんじゃないかと心配になることがありますね。いったい、どれくらい血液を失ったら命にかかわるのでしょうか。

出血は、血液がどこから出ているか、どんな血液かが問題です。血液は体重の約８％。体重が50 kgの人ならその人の血液は全部で４Ｌあります。酸素が多い動脈性の出血は、全血液の４分の１を失うと危険です。１Ｌですね。

それに対し、酸素が少ない静脈性の出血の場合は半分くらい失っても、適切な処置がなされれば命を救うことができるといわれています。50 kgの体重の人で２Ｌです。大出血をしている緊急のときでも、どの血液かを見極めて対処するのです。

8 血液型が変わる？

あなたの血液型は何型ですか？　それは生まれた時にわかり、ずっと変わらないものですね。でも、それが変わることがあるって、知っていますか？

あなたの知っている血液型は、普通ＡＢＯ式血液型で赤血球の型です。輸血などのときにはその血液型が合わないと、血液型不適合となり生命を左右する大変な事態になることがあります。

血液のがんである白血病や、血液をつくる骨髄がしっかり働かない再生不良性貧血などでは、有効な治療法として骨髄移植があります。

移植といっても点滴で入れるので、体にメスを入れるのではありません。入れる骨髄は、造血幹細胞というものです。造血幹細胞移植ではＡＢＯ式の赤血球の型ではなく、白血球の型が適合していなければなりません。赤血球の型が合っていなくてもよいのです。

骨髄移植を受けた人は、それ以後血球成分をつくり出すのは移植された造血幹細胞なので、入れた血液型の赤血球がだんだん増えていき、ついにはすべてが入れた型になってしまいます。赤血球は約１２０日の寿命なので、もともとあったその人の血液は１２０日すればすべて変わってしまうということです。

血液型が変わるって、大変なことですね。よく問題になるのは、その移行期間中の輸血のときです。元の赤血球と新しく育ちつつある赤血球と、どちらの型を入れればよいのか？

それは、移植を受けた側と提供した側の血液型と、入れてからどれくらい経っているか、輸血の種類などで細かに考えて決めるのです。

9 火事、熱いのに目覚めないの？

ケーキのろうそくだって熱いのに、火事のとき目覚めず逃げ遅れるということを聞いて、なぜだろうと、思いませんか？

その前に、血液が酸素を運んでいるということから話しましょう。

酸素を運ぶのはヘモグロビンという物質です。ヘモグロビンは、鉄を含むヘムという色素とグロビンという蛋白質でできており、その鉄に酸素がくっついて運ばれます。

赤血球1個にヘモグロビンは2億5000万個も詰まっています。ヘモグロビン1個で酸素分子を4個運べますから、赤血球1個で10億個もの酸素分子を運べるということになります。

ヘモグロビンは、酸素がたくさんあるところでは酸素とくっつきますが、酸素が少ないところでは酸素を放すという性質があります。組織で酸素を必要としているのがわかると、酸素を配ってくるのですね。酸素が足りないと、筋肉は思うように働きません。筋肉もそうですが、脳は酸素が足りないとすぐ働かなくなり、3分間酸素が欠乏すると、脳細胞が死滅するのです。

さて、火事のことです。それはヘモグロビンと大いに関係があるのです。ヘモグロビンは酸素と結びつく性質があるといいましたが、実は酸素よりも一酸化炭素のほうが何倍も好きなのです。一酸化炭素は物が燃えると発生します。

その大量の一酸化炭素が先にくっつくと、ヘモグロビンは酸素を取り込むことができなくなります。そうすると、脳も体全体も酸素欠乏になり、熱くてもそのまま、ということになるのです。

10 どうして血は赤いの?

転んでひざをすりむいたY君は、赤い血がにじむのを見てびっくりしました。そのとき、「赤いから血が怖いのかな、赤くなければ怖くないのかな」と考え、次に「赤くない血もあるのかな」と思いました。

そうですね。まっ赤な血が出てくると怖いですよね。注射器で血を採るのを見ただけで気持ちが悪くなり、吐いたり、意識を失ったりする人もいます。赤という色は、とても刺激的で、ドキッとしますよね。

どうして、私たちの血は赤いのでしょうか。

私たちの体は、すみずみまで酸素を運ぶ血液によって動いています。酸素を運んでいるのは血液の中のヘモグロビンです。ヘモグロビンという名前は、ヘム(鉄)とグロビン(タンパク質)からきています。そのヘム(鉄)の色が赤いのです。特に、酸素を含んだヘム(鉄)は、鉄の赤サビと同じで、そのために赤く見えるのです。

ほとんどの脊椎動物の血は赤い色をしていますが、赤くない血をもつ動物もいるのです。身近にあるものでいうと、あなたは、エビやイカの血を見たことはありませんか?

エビやイカなどは青い血をしています。その血液成分が、鉄ではなく銅だからです。エビなどの血液は、銅を含むタンパク質、ヘモシアニンが主成分で、銅の酸化した色である青になるのです。

手塚治虫の『ブラック・ジャック』に青い血の流れている宇宙人を手術する場面があります。宇宙人はエビと同じというより、ヒトとは違うものという意味で青い血にしたようですよ。

11 静脈は赤くない？

「血は赤い」といいますが、皮膚の上から見える血管は赤くは見えませんね。青いような、灰色のような色をしていませんか？　皮膚の上から見えるのは静脈です。

酸素を多く含んだ血液は動脈で、太くて流れも速く、大事なものなので皮膚表面にはありません。動脈は奥深いところを走っているのです。それに対し、静脈は酸素を手放し心臓に帰る血液が皮膚近くの血管を通っています。流れは緩く、針で刺してもピューッと吹き出しません。

あなたの腕を見てください。まず、血管のない部分の皮膚はどんな色ですか？　人種によって違いますが、茶色のような肌色でしょうか？　今は「肌色」という言葉は使わなくなっていて、「うすだいだい」とか、「ペールオレンジ」というのですが、その色を重ねて見ると、どう見えるでしょうか。

試験管にうすだいだい色の絵の具を溶かし、その中に赤いボールペンの芯を入れて、見え方を実験した人がいます。そのとおりしてみたら、納得です。中にはちゃんと赤い血が流れているのに皮膚表面から見ると赤くないのですね。

静脈血は、酸素を手放したのでドロッとして濃い色をしています。でも、転んでひざをすりむいたり、薄い紙で指を切ってしまったときに出てくる血は、鮮やかな赤い色をしていますね。膝や指先の体表近くにあるのは毛細血管で、酸素をもらったばかりの血だからです。

酸素を多く含んだ血が鮮やかな赤であること、酸素を手放しても濃い赤で、それがヘモグロビンの色であることがわかりましたね。

12 血管はなぜ青く見えるの？

腕にスジのように見える血管。おじいちゃんの血管は皮膚から飛び出さんばかりにプクッと膨らんでいます。血は赤いはずなのに、どうして血管は青く見えるのでしょうか。

それは、光の波長と関係があるのです。太陽の光をプリズムを通して分散させると、赤色から紫色までの7色に分かれますね。赤色は波長が長く、あまり曲がらず進みます。そのため、赤色光を皮膚に当てると、他の色よりも深く、皮膚の5～10㎜下の血管のあるところまで届きます。そうすると、赤い光は血液中のヘモグロビンに吸収され、吸収されたところは赤色には見えず暗くなるのです。

このしくみを利用して血管を探す器械があります。赤ちゃんの血管はとても細く見えにくいので、小児科などでは、その器械から出る赤外線で血管を見つけ注射や採血をするのですね。

赤色に対して青色は波長が短く、光は散乱してしまいます。そのため皮膚に当てても皮下1㎜も届かずそのほとんどが反射するのです。

太陽光の下でみても、血管の部分では赤は吸収されるので目立ちません。それに対し、青色は反射が強いので、皮膚の他の部分よりも青が目立つというわけです。反射するものは見え、吸収されるものは見えないのですね。

だから、皮膚表面から見る血管は青く見えるのです。

アメリカの公衆トイレで青い電灯を見かけました。青色が皮下に届かないことを利用してわざと血管を見えづらくし、麻薬の静脈注射を難しくするためだということです。

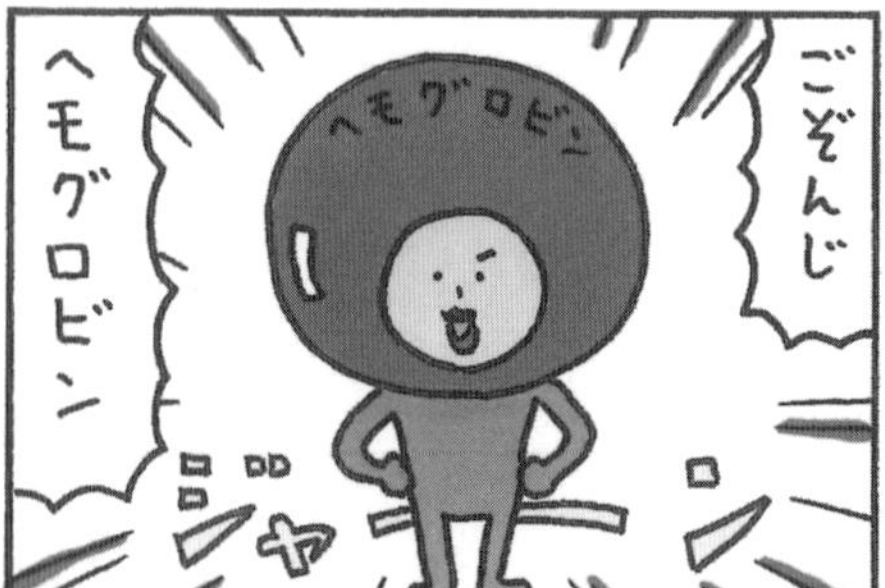
ごぞんじ
ヘモグロビン
ヘモグロビン
ジャーン

第5章 体を巡りいつもきれいに
——循環器・泌尿器

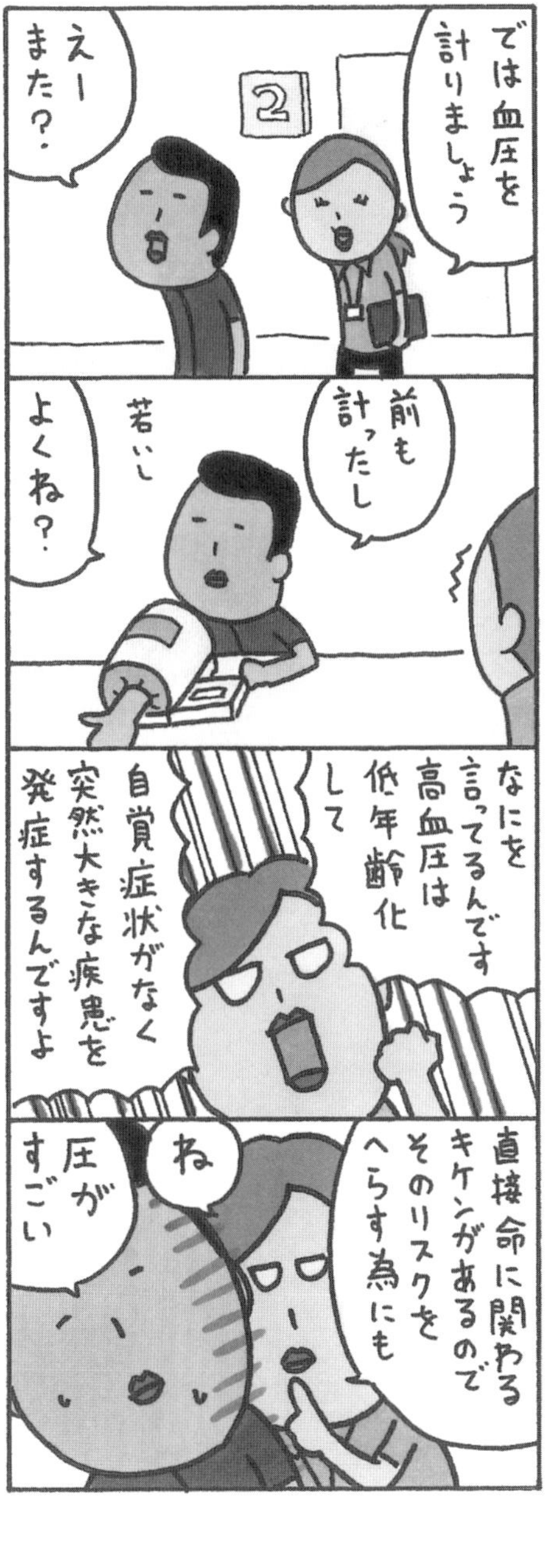
では血圧を計りましょう
えーまた?・
前も計ったし
若いし
よくね?・
なにを言ってるんです高血圧は低年齢化して
自覚症状がなく突然大きな疾患を発症するんですよ
直接命に関わるキケンがあるのでそのリスクをへらす為にも
ね
圧がすごい

1 考える臓器　腎臓

腎臓はあばら骨に隠れるようにある130gくらいの2つの臓器です。ソラマメを見たことがある人は、腎臓を見たと言ってもいいほど、腎臓はソラマメに似た形をしています。もちろん、ソラマメより大きいですよ。

腎臓で尿がつくられると知っている人も多いでしょう。尿は血液からつくられます。えっ？　血は赤いのに？　どうして黄色の尿になるの？

腎臓に出入りしている血液は、腎小体という丸い小さなこぶに入り、そこで毛糸の絡まったような糸球体で血圧によって老廃物をろ過し、きれいな血液はまた体を巡るのです。

私たちは1日にだいたい1・5ℓの尿を出しています。その尿をつくるのに、糸球体にくる血液はその何倍も流れ、尿の元となる原尿はその100倍、160ℓもつくられるのです。この原尿が、途中の管を流れる間にまだ使える成分と水を再吸収して、最終的に1・5ℓくらいを出しているということです。

尿をつくることが主な役割と思われている腎臓君ですが、何を捨てて何を再吸収するかは、ものすごく考えて行われているのです。もちろん血球は捨てません。糖分や塩分が多かったらそれを出し、電解質も考えて血圧や体液の調整をします。骨髄にホルモンを出し、血球をつくるよう命令もします。また、強い骨をつくるために、食べたカルシウムが利用できやすくなるよう活性型ビタミンDをつくっています。

腎臓君は、見えないところで頑張っているのですね。そうそう、尿の色は、肝臓から出る消化液胆汁のビリルビンの色ですよ。

2 耳たぶでわかる高脂血症

あなたの身近な大人の人で、耳たぶに線がある人はいませんか？　耳たぶに縦のしわがある人は心筋梗塞や脳梗塞などの病気になりやすいということがいわれています。心筋梗塞、脳梗塞といえば、突然死につながる重要な疾患ですね。

耳たぶは柔らかく、いかにも脂肪という感じですが、その中には毛細血管がたくさんあり、動脈硬化が進行すると全身の血管と同じように耳たぶにも症状が出ます。体の中の血管の状態は外から見てはわからないのですが、耳たぶは見えますね。

耳たぶの毛細血管が動脈硬化となり、血液の流れが悪くなると、栄養が行き届かなくなります。そうすると、耳たぶの脂肪組織が萎縮してしわになるのです。

全身の症状がまだ現れていないときに耳たぶは縦じわという形で知らせているわけですので、そのサインをキャッチすれば突然死を予防することができます。

耳たぶは、早い時期からサインを出してくれます。肥満でもない、タバコも吸わない、アルコールも飲まないなど、健康に気をつけている人でも、耳たぶに縦じわがあれば気をつけるほうがよいでしょう。遺伝性の高脂血症である場合があるといわれています。

高脂血症を示すサインは耳たぶばかりでなく、目の周りにも現れます。まぶたの鼻側に黄色のぷっくりした膨らみが出るのです。眼瞼黄色腫というもので、モナリザにもあったようですよ。ほほえむモナリザをじっと見てみてください。

3 自動的に動く心臓

夜、自分が寝ている間に心臓が止まってしまうんじゃないかと、心配したことはありませんか？　そんなことは心配ありません。ちゃんと動いていますから、ゆっくり眠りましょう。

心臓はなぜ勝手に動き続けているのでしょう。

心臓の筋肉は、腕や脚の筋肉と同じ横すじをもった横紋筋ですが、腕のように自分の意志で動かしたり止めたりできません。心筋は、自分でリズムをきざみ、一定の調子で縮み、広がりを繰り返しているのです。不思議ですねえ。

そのリズムの最初はどこでしょう？　それは、洞結節《どうけっせつ》というところで、右心房の上大静脈の入口近くにあります。ここがスタートで、それから房室結節に伝わります。そして、房室束（ヒス束）から左右に分かれ、左右の心室に伝わります。そこから細かく枝分かれして心筋を動かしているのです。この刺激の経路を刺激伝導系といいます。

心臓の収縮は、洞結節から始まりますが、その動きに影響を与えるものがカルシウムです。体内のカルシウムイオンが多くなると心筋は力強く収縮します。心筋が弱っていると刺激があっても反応せず、また、血液中のカリウム濃度が高いと反応が鈍くなり、ひどくなると心停止することもあります。伝導に異常が生じるのを不整脈といいます。不整脈にはあまり心配のいらないものと心配なものがあります。脈のリズムがおかしいと思ったら、病院で心電図をとるとわかりますので受診しましょう。

房室結節を発見したのは田原淳《たはらすなお》という人です。日本人、頑張っていますね。

4 我慢したら行きたくなくなる尿と便

「おしっこに行きたい、我慢できない」とトイレに走って行きます。でも、観光地などで長い列ができている。しかたない。尿道口を押さえて座り込み、ぐっとがまんしていると、あら不思議。あれほど切迫し耐えきれなかった尿意がスーッと消え、落ち着いてまっすぐ立って並ぶことができます。

尿をためるのは膀胱です。膀胱は最大５００㎖くらい尿をためられますが、３００㎖くらいたまると膀胱の内圧が高まります。膀胱の筋肉が緊張し、「たまっているよ」というサインが出ます。そのサインは大脳に行き、「尿を排泄しなさい」と命令します。でも、「今はトイレに行けない、排泄できない、我慢しよう」と考えると、膀胱壁は薄く広がりその緊張を緩めます。そうすると膀胱内圧が下がるので尿意がなくなるのです。

排便もそうです。便をしたいという便意は、便をためる直腸の内圧が高まって起こります。でも、トイレが近くにないという状況では我慢するしかありません。我慢していると、そのうち便意は消えてしまいます。

私たちはどこでも排泄してよいわけではないことを小さいころから教えられ、トイレで排泄することが身についています。そのコントロールに役立っているのが括約筋です。尿道括約筋や肛門括約筋が最後の出口を塞いでいるので漏れないのです。でも、尿意・便意はたまっているというサインです。尿はためすぎると膀胱炎に、便は我慢し過ぎると便秘につながりますので、我慢することはよいことではありません。

5 ふくらはぎ、第二の心臓

血液は、心臓から出て全身を回り、心臓に戻ってきますね。出ていく血管は動脈とよばれ、戻ってくるのは静脈とよばれます。

動脈は太くて弾力があり、血流も勢いがありますが、静脈は動脈に比べて壁が薄く、静かに流れています、そんなに緩やかな流れで、心臓より低くて遠い足の血液は、どうやって心臓に戻ることができるのでしょう。不思議ですね。

静脈には、心臓に向かって血液を押し出す力がありませんが、そこは体のうまくできているところ。足の筋肉が動くことで血管を圧迫し、血液を上の方に押し出していくのです。さらにすてきなことに、静脈には逆流しないように弁がついています。その弁があるので、筋肉の動きに従って上へ上へと血液は流れて行くわけです。筋肉が緩むと、血管内に下からの血液が入ってきます。緩んでため、縮んで上に送る、を繰り返しているのです。

心臓のポンプと似ていますね。それで、このことを筋肉ポンプ（筋ポンプ）とよんでいます。足の筋肉でその働きをするのがふくらはぎです。それで、ふくらはぎは「第二の心臓」ともよばれているのです。

ウォーキングがはやっていますが、歩くと筋肉の収縮と弛緩が繰り返され、血液の流れが促進されます。血液の流れが良いと、代謝も進み、免疫力も上がります。歩くことはとても大事なことなのです。坐ったままの姿勢で長くいたり、寝たきりになると、筋肉ポンプが働かなくなりますので、自分で動かせなくなった場合でも、他の人が動かしてあげるとよいでしょう。

6 血圧って、なんなの？

Bちゃんのおじいちゃんは血圧の薬を飲んでいます。飲まないと血圧が上がって大変なことになるのだそうです。毎朝腕に巻いた布にシュッシュッと空気を送ってふくらませ、今度はスーッと空気を抜いて数値を読んでいます。それだけで血圧が測れるのです。Bちゃんにはそれが不思議でなりません。そして、なぜ高血圧はいけないのかもわかりません。

血圧とは、心臓が送り出す血液のつくる圧力です。ほんとうは体の中の状態で外からは見られないのですが、それを外からも測れるようにしたのが血圧計なのです。ふつうは肘と肩の間にある上腕で測ります。そこは心臓から出てきたばかりの血液が通るところで、心臓の送る血液の圧をそのままに近く反映する所だからです。

血圧は、心臓から送り出される血液の量と血管の力によって決まります。血液の量が多く、それを押し戻そうとする血管の力が大きいと血圧は高くなります。ホースで水をまいたことがある人はわかると思いますが、水の量が多いと水は勢いよく飛び出しますね。また、ホースを少し押さえ、通り道を狭くすると水は遠くまでピューッと飛び散るように流れますね。

それと同じです。血管が硬い、血管の中が細い（狭い）というようなとき血圧は高くなるのです。おじいちゃんは血管が硬くなっていたり、中が狭くなっているのかもしれません。その状態が続くと、やがて血管が破れたり、送り出す心臓が疲れてしまうことになります。それを防ぐために血圧の薬、血圧を下げる薬を飲んでいるのです。大事にしないといけないのですよ。

7 バイタルサイン

病院に行くと、まず体温計を渡され、血圧も測ってくださいと言われます。外来には自動血圧計が置いてあり、丸い筒のようなものに腕を通してスイッチを押すとシュ－ッと空気が入ってきて圧迫し、やがてその空気を抜いて数値を書いた紙が出てきます。

前項で、高血圧のことを書きました。病院の外来では高血圧ではない人にも「血圧を測ってください」と言います。なぜでしょう。

体温は、もちろん発熱がないかどうかをみますね。それから、5cmくらいの小さなもので指を挟んで何かを測ります。そして血圧です。初めての患者さんでは身長と体重も測ります。

5cmくらいのものは酸素飽和度と心拍数を測るパルスオキシメーターというものです。それらにより、体温、脈拍、血圧、体内の酸素量などがわかるのです。

これらはバイタルサイン（ズ）といわれ、体の状態を外から見るものです。体になにか異変があるとバイタルサインに現れることが多いのです。体を切り開かなくても体の中の異常を察知するのはすごいことですよね。

身長と体重は、肥満度をみるのにも使われますが、体表面積を計算し、薬液量を決めるのにも必要です。心臓の働きもわかりますし他の病気の発見にもつながります。

昔の医師は、大きな機械を使わなくても聴診器と指（打診や触診など）だけで、ある程度病気を絞りこむことができたといいます。バイタルサインはその補助として重要な役割を果たしているのですね。

8 神秘的な血管の動き

血液が細胞に酸素と栄養を届ける方法はとても神秘的です。どうやって届けるのでしょうか？体のすみずみまで酸素と栄養が届くことで、私たちは自由に体を動かし、生きていられるのです。

心臓から出た血管は、大動脈という直径2～3㎝もある太い血管です。それがだんだん枝分かれして、先に行くにしたがって細くなります。末梢の血管は毛細血管です。毛細血管は、心臓にかえっていく静脈とつながっています。

毛細血管の壁はとても薄く、そのために物を通すことができるのです。毛細血管の直径は5～15㎛というとても細いものです。それは、赤血球が横に平たくなってやっと通れる太さです。大動脈では勢いよく血液は流れます（秒速50㎝）が、毛細血管ではゆっくりと流れます（秒速0・5～1㎜）。そのゆっくりとした流れのなかで、血管の壁の小さな穴からしみ出していくのが血漿です。血漿には酸素と栄養素が溶け込んでいます。しみ出した血漿は、細胞の周りにある間質液と混ざり、そこから細胞に入り込んでいくのです。それは、植木鉢の中の栄養分を植物が根から吸収するのと似ています。栄養分が水に溶けていないと吸収はできません。

毛細血管から血漿がしみ出したり、栄養の混ざった液体が細胞に入り込むのは、それぞれの粒の大きさや濃さの違いにより行われます。水の中の栄養分は、濃いほうから薄いほうへ入っていきます。しかも、すごいことに、人間も植物も、通す物質を選んでいるのです。それは、選択的透過というものです。

9 心臓マッサージ

小学6年生Nさんからの質問です。

「心臓マッサージで肋骨が折れることがあると聞きました。内臓に刺さったりしないのでしょうか。また、折れるくらい強く押すと危ない気もしますが、大丈夫なのでしょうか」。

自分の握りこぶしくらいの大きさの心臓をだれもがもっています。左右の肺の間、横隔膜の上に、先を左側に向けて心臓は乗っています。心臓は左にあると思っている人は多いと思いますが、だいたい胸の真ん中にあります。正確に言えば約3分の2が左寄りにあるので左にあるといってもよいのですが。

心臓マッサージは、胸の中央にある胸骨を押さえます。間違っても肋骨を押してはいけません。胸骨は、幅と厚みのある骨で、簡単には折れませんが、肋骨はかごのように肺を守るためにふくらんだ形の細い骨ですので、それを強く押すと折れてしまいます。

なんらかの理由で心停止した場合、できるだけ早く心臓マッサージを行わなければなりません。心臓マッサージは、硬い胸骨が2～3㎝もへこむくらい強く押します。心停止している人の胸骨上に2つの手首を重ねて当て、肘を曲げずに2本の腕をピンと立て、まっすぐ上からかぶさるようにして強く押すのです。肋骨を押すとボキッと折れてしまいますよ。特に高齢の女性では、骨粗鬆症《こつそしょうしょう》で骨密度が下がっていることが多く折れやすいので気をつけましょう。

Nさんの心配どおり、肺を守っているかご状の肋骨を折ったら、その中にある肺に刺さることは十分ありえますね。

10 入浴

二〇一八年冬、「観測史上最強の寒波」がやってきて日本列島を覆うことがありました。全国各地で最低気温の記録更新が報告されました。札幌も最高気温が氷点下12℃という気温でした。長年札幌で暮らしてきた私もそんな気温は経験がありません。

スキー場などで外が寒いとき、温かい温泉に入るのは楽しみです。雪の露天風呂は、「寒くて温かい」、「きれい」なものです。でも、それは危険なものでもあります。外気温は低く、お湯は熱いのです。体は、寒いところに対応するように血管が縮まり血圧が高くなっています。その状態で熱いお湯に入ると、交感神経が刺激され血管が縮まり、血圧はさらに上がります。

それは、脳卒中（脳梗塞や脳出血）が起こりやすい状態です。熱いお湯にしばらく入っていると、こんどは血管が緩み、血圧は急に下がります。そうすると、血の流れは緩やかになり、脳への血流が少なくなります。脳貧血の状態ですね。意識がなくなって倒れたり、お湯のなかで溺れるということも起こります。

入浴にまつわる事故は、こうして起こります。冬に温泉に行く場合は、外とお風呂があまり温度差のないような環境を選びましょう。お湯の温度が高いほど血圧は急上昇しますので、お湯も40℃くらいのものに足からゆっくり入るようにするとよいでしょう。湯の温度が42～43℃という高温では、40℃以下のお湯と比べ、突然死が10倍も多いということが報告されていますので気をつけましょうね。

11 高血圧

入浴中の事故で血圧の変動がカギであることを前項で書きました。高血圧も低血圧も、いずれも脳に悪いのですね。

なかでも高血圧は、比較的多くの人がそうであるために軽視されがちです。だれでも年をとると血管は弾力性を失い、内壁にアテロームという脂肪もくっつき、血圧はしぜんに上がってきます。でも、血圧が高いと心筋梗塞や脳卒中になる危険があります。高血圧症は低年齢化してきており、30歳以上の男性の51%、女性の40%が高血圧というデータがあります。30歳ですよ！

高血圧が怖いのは、自覚症状がなく、それなのにある日突然重大な疾患を発症することです。

心筋梗塞や脳卒中は、直接生命にかかわる疾患です。それらの病気は、危険因子として「高血圧、喫煙、糖尿病、高脂血症」があげられています。そのなかで最も関係が深いのが高血圧です。心筋梗塞では、高血圧の人は正常血圧の人と比べ、発作を起こすリスクが4・8倍にもなるという熊本大学の研究結果が発表されています。

WHOでは、高血圧は最高血圧が140mmHg以上、最低血圧が90mmHg以上となっています。でも、今は最高血圧120～139mmHg、最低血圧80～89mmHgを「高血圧前症」とよび、早くから対策をとるよう勧められています。

高血圧の原因は遺伝と生活習慣といわれますが、食事や生活習慣を整えることで血圧は下がることがあります。頑張ってみましょう。効果が目に見えるのは嬉しいことですよね。

第6章
忘れがち、でも最も大事——呼吸器

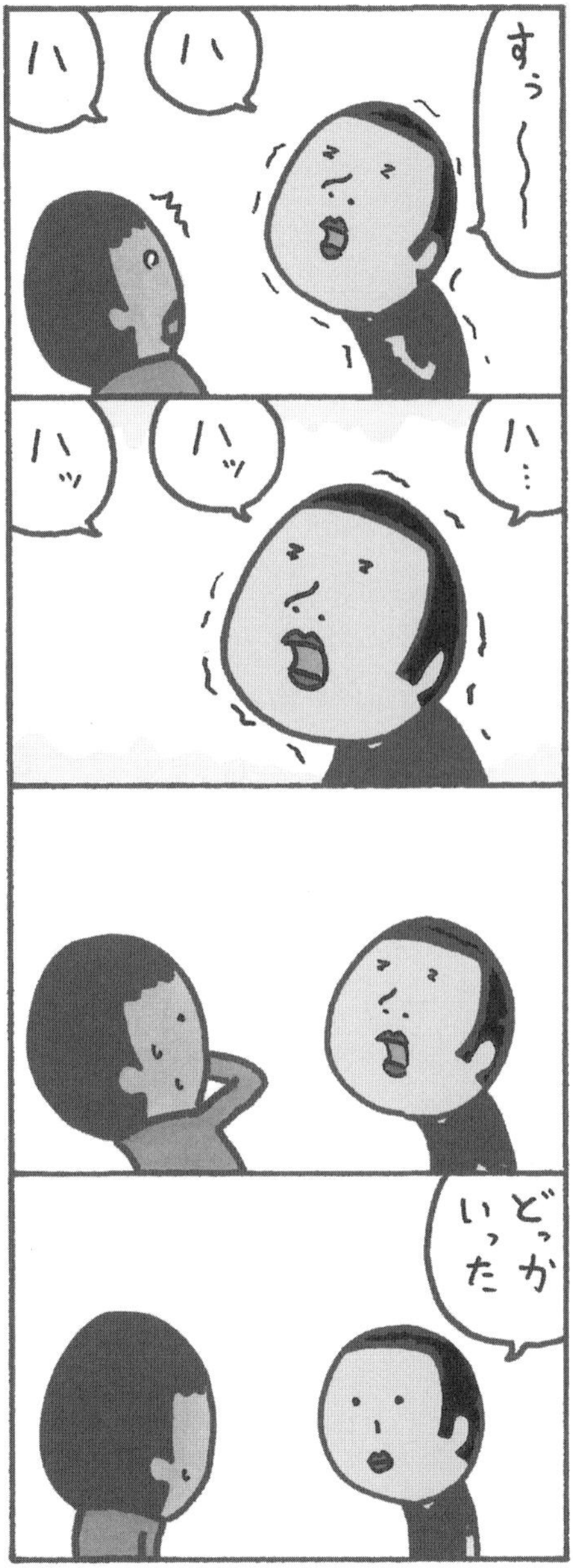

1 呼吸は赤ちゃんの初仕事

あなたには、おへそがありますよね？　お母さんのお腹の中にいるとき、赤ちゃんはお母さんから成長にとって欠かせない酸素と栄養をもらって大きくなります。お母さんから、といっても、お母さんの子宮の中の胎盤というものからです。胎盤から赤ちゃんまでは臍帯でつながっています。臍帯は栄養や酸素を含んだ血液を運んでくれ、赤ちゃんから出た老廃物も持ち帰ってくれます。

赤ちゃんは水の中にいて、空気はありませんから、肺を使って呼吸することはできません。肺はペシャンコです。心臓から出た血液は、全身を回るだけで、肺に行ってガス交換はできません。ですから、臍帯は命綱です。

でも、赤ちゃんが生まれたら、すぐ臍帯をクリップなどで閉じます。すると、お母さんからの酸素がこなくなり、赤ちゃんの体内に二酸化炭素が増えていきます。大変です。そこで呼吸中枢が刺激され、肺呼吸が開始されます。それが「オギャー」という第一声です。産声を上げることで一気に肺が膨らみ、肺を使って酸素を取り込むように切り替わるのです。

泣かないと大変ですから、口の中を吸引します。胎便で気道がふさがっていることもあるからです。温かいベッドに寝かせ、体をさすって刺激します。「さあ、外の世界に来たんだよ。頑張れ！」と、吸引する人、さする人、家族も、みんなが励まします。

今までお母さんからもらっていた酸素を自力で得るということは、赤ちゃんの最初の大仕事なのです。その臍帯がとれた痕がおへそですよ。

2 くしゃみエチケットを

「ハックション！」。

食事をしていると、目の前で上司が大きなくしゃみをしました。私はその場でお箸を置き、「ごちそうさま」と言いましたが、上司は私の隣の同僚に、「さあ、遠慮しないで食べなさい」というのです。くしゃみをしたことは全然頭にないようです。青ざめたのは彼女です。くしゃみで飛び散るのは、唾液や鼻水、鼻の粘膜に付いている病原体などです。跳ぶ距離は、その勢いが強ければ3～4ｍを超えるのですよ！

「咳エチケット」といいますが、くしゃみも手で鼻を押さえたり、横を向いたりなどのエチケットが必要です。

くしゃみは突然発生するので、難しいと思うかもしれませんが、くしゃみの直前に深く息を吸い込んでいるので、その間にできます。せめて、人に向かってしないようにしましょう。もちろん、食べ物にも。

くしゃみは、鼻の粘膜にアレルギー物質が付いたり、冷たい空気を吸ったりしたときに起こります。生まれたばかりの赤ちゃんもくしゃみをします。お母さんのお腹の中にいたときに鼻の中に入った物を出すためにくしゃみをするようです。

また、面白いのは、暗い所から急に明るい所に出たときや、太陽を見つめてくしゃみをする人もいることです。光刺激によるくしゃみです。

くしゃみは軽く考えたら大変です。強い力が加わるので、肋骨骨折やぎっくり腰になることもあるのです。

さて、上司に食べるよう勧められた彼女はどうしたでしょう？　そう言えば割り勘でした。

3 こわい「睡眠時無呼吸症候群」

あなたが気づいているかどうかわかりませんが、私たちは使わないときには舌を上顎にくっつけています。上にくっつけることで、舌の乾燥を防ぎ、喉の乾燥も防いでいるのです。

食べないとき、しゃべらないとき、寝ているときもそうです。ちょっと舌を動かしてごらんなさい。ほら、上にあるでしょう?

口を開けて寝ている人は、舌が乾燥してヒリヒリすることで目覚めることも多いようです。舌を保持する筋力が落ちてくると、舌は離れ、ダラリと下がり、ひどいときには喉の奥を塞いで、息ができない状態になることがあります。

バスの運転手が運転中に眠ってしまい、大きな事故になったということがしばしば起こっています。睡眠時無呼吸症候群という病気が原因です。この病気は、舌を支える筋力が落ち、喉を塞いで息ができなくなってしまいます。人は呼吸しないと、血液中の酸素濃度が下がります。酸素濃度が下がると、それに反応して、脳が呼吸を命令します。すると、急に大きないびきをかくような呼吸をするのです。

そのような呼吸を繰り返すと、夜、十分に眠れず昼間に寝てしまうことがあるのです。

いろいろな病気があり、いろいろな職業がありますが、この病気の人は、機械類を扱うのは向いていません。自分の生命にもかかわります。人の生命を預かる仕事にも就かないほうがよいでしょう。

睡眠時無呼吸症候群は、肥満傾向の人や顎が小さい人にみられ、治療が必要です。肥満の人が体重を少し落とすと症状が改善するともいわれていますので、減量を頑張ってみましょう。

4 鼻をかむのは片方ずつ

鼻づまりや鼻水は苦しいものですよね。ふだんは何も意識せずに呼吸ができているのに、鼻がつまると話すことも、時には眠ることもできません。

鼻水は、ほこりや花粉を外に出すために流れます。また、細菌やウイルス感染などで白血球が戦ったあとの残骸が、ドロッとした鼻水となって出てくることもあります。それらが鼻呼吸を妨げているので苦しいのですね。

鼻水はそのつどちゃんと出すことが大切です。すすって飲んでしまうと、膿を飲み込むことになります。また、鼻をすすって中途半端なところにとどまっていると、そこで細菌などが増え、中耳炎や肺炎になります。

鼻のかみ方が悪いと、鼻血が出たり、耳が痛くなったりすることもあります。

鼻をかむときは、まず口から息を吸い、口を閉じて息を鼻から吹き出します。そのとき、必ず左右を別々にかみましょう。片方の鼻を押さえ、息を吹き出します。両方の鼻を同時にかむと、細菌などが鼻の奥に入り、副鼻腔炎になります。右の鼻をかむときは、左手の親指で左の鼻翼を押さえ、右の鼻に人差し指、中指を順に当ててかみます。

鼻水は強くかまず、ゆっくり、少しずつかみます。鼻と耳はつながっています。鼻をかむと同時に耳管が広がり、細菌などのいる鼻水が耳に入ることがあります。それが中耳炎を引き起こします。両方の鼻を同時に強くかむと、耳に圧がかかり、鼓膜が破れたり急性中耳炎になったりするので、十分気をつけましょうね。

5 体の違いが声の違いに

澄んだ声で歌う人、太い声で話す人、英語や日本語などの言葉の違いはどこでつくられるのでしょうか。だまって呼吸しているときは、喉の中にある声帯が大きく開き、スースー空気が通っています。声帯は1対あり、それが開いたり閉じたりすることで空気の量を調節します。話をするということは、この声帯が閉じているときに肺からいっぺんに息が出てくることです。でも、息が出るというだけでは言葉や歌にはなりません。日本語と英語の違いも表せませんね。

喉頭は軟骨でできており、音はそこでつくられます。声のもとである息は、肺から気管を通って出てきます。男性歌手が歌っているのをみると、首の下にある尖ったものが上下に動いているのが見えます。あの動いているのは甲状軟骨の一部で喉頭隆起というものです。女性でも、話している人の首の前面の下のほうを触ってみると、動いていることがわかります。そこが喉頭です。

ものを言おうとすると、喉頭の周りのさまざまな筋肉が軟骨を動かし、声帯を閉じたり開いたりします。そのとき呼吸は中断されます。

音は、声帯が振動して生まれます。その音は、喉や鼻腔のサイズ、構造で音色が変わり、舌、唇、頬の働きで言葉になります。日本語・英語の違いもここでつくられます。澄んだ歌声や太い声などは、喉頭や鼻、口の構造で決まるのです。

声帯の間が狭くなると高い音が出て、声帯を通る息の速度が速いと大きな音が出ます。体の違いが声の違いになっているのですね。

6 声出ない、先生の大問題

風邪などで声が出なくなったことはありませんか？　声だけでなく、私たちはなんでも失って初めてその大切さに気づきます。

小学校の先生は、朝から帰りまでずっと声を出していますね。その先生が風邪で喉が腫れ、声がかれてしまったのですから大変です。困ったあげく、ハンドマイクを持ってきて授業をしました。

ハンドマイクを使うと、少しは楽ですが、やはり咽頭痛はしばらく続きました。

声がかれる、喉が痛くなるということは、咽頭や喉頭が炎症により腫れて、通常の空気の通りができなくなっている状態です。前項で、体による声の違いについて書きました。気管から空気が勢いよく出ることで声になると紹介しましたが、その境目にあるのが声帯です。咽頭や喉頭が腫れ、声帯もスムーズに動かなくなったため、声が出なくなっているのです。

言葉で伝える必要のある教師にとって、声が出なくなることは大変な問題です。幸い、子どもたちが先生の苦しさを理解し、大声を出さずにすむように協力してくれました。

言葉は、コミュニケーションの手段です。自分の意思を伝えるには、文字も大事ですが、表情を含めた言葉がとても重要です。病気で人工呼吸器を使って呼吸する場合や、気管切開して自然呼吸をする場合、空気の出し入れは首のところで行われますので、声帯を通らず声が出せません。自分の意思がきちんと伝えられないのは辛いことです。周りの人が、その人は何を伝えたいのか、考えることが必要です。

7 高山病と血液の適応

「いつか、富士山に登ってみたい」と、小学4年生のはるちゃんが言っています。すがたかたちが美しい富士山は、日本人の誇りであり、あこがれでもありますね。

富士山は3000mを超える高い山です。高い山では気圧が低く、そのような所に行くと血液中に溶ける酸素の量が少なくなります。そうすると、酸素不足となり、めまいや吐き気を起こすことがあります。それを高山病といいます。はるちゃんは富士山に登る前に酸素不足に耐えられるように訓練する必要がありますね。アルプスの少女ハイジのように走り回れるくらいに。

高地で酸素が薄いことを利用した「高地トレーニング」というのがありますが、聞いたことはありますか。マラソンやサッカーの選手などがよく行っています。

高地では、血液中の酸素濃度が下がります。それを感知して、腎臓から出るエリスロポエチンが骨髄に働きかけ、赤血球を増産するように命令します。赤血球が増えると、心臓がたくさん拍動しなくても酸素を多く運べるので疲れ知らずとなるのですね。

ハイジの住んでいるところはどれくらいの高さかわかりませんが、高地でしょうから、きっとハイジの血液量は多いと思います。標高の低い所からアルプスに引っ越してきても、生活していくうちに体が順応して赤血球数が増加し、高山病の症状はなくなります。標高が1000m高くなると、赤血球は1mm^3あたり約70万個増加します。それを利用したのが高地トレーニングなのです。

8 ダイビング、気をつけたい潜函病

沖縄の海は美しく、夏にはダイビングを目的とした観光客も多くなります。ダイビングで気をつけなければならないのが潜函病です。

水深が10m下がると気圧は1気圧上がります。気圧が高くなると、空気は血液中に多量に溶け込みます。空気中には酸素が約21%、窒素が約78%あり、私たちはそれを吸って生きています。それが、深い海の中のような高圧の環境になると多量の空気が圧縮されて血液や脂肪などの組織に溶けるのです。

ゆっくりゆっくり潜っていき、ゆっくり空気を溶け込ませていったものは、ゆっくり上がり元に戻すことが大切です。でも、ゆっくり上がることを忘れると、大変なことになります。深いところから一気に水面に上がると、体はその対応にあわてます。

急に水面に出ると、圧迫が解けるので、血液中に溶けていた空気は一気に気泡になります。その中の酸素は赤血球中のヘモグロビンと結合して利用されますが、たくさんの窒素は過飽和の状態から気泡となり、血管内や組織に詰まってしまいます。皮膚のかゆみやむくみなどの軽いものだけならよいのですが、筋肉や関節に激痛が走ったり、しびれ感や頭痛、けいれん、四肢麻痺、呼吸困難や意識障害などになり、重症では心停止することもあります。

深い海から上がるときは、窒素が気泡にならないようにゆっくり上がりましょう。そうして、美しい沖縄の海を楽しみましょう。

9 酸素欠乏と呼吸運動

みなさんは、なにも意識せずに呼吸をしていると思います。その裏にどれだけすばらしい連係プレーが行われているか、お教えしましょう。

空気の約21％は酸素で、約78％は窒素です。それを吸って生きている私たちですが、何らかの原因で酸素が少なくなると大変なことになります。空気中の酸素が少なくなると、私たちの体は自動的に呼吸運動を強めます。

そのような調節をしているところがちゃんとあるのです。それは、大脳の下のほうにある延髄と橋です。この2つの呼吸中枢は協力して呼吸数を増やしたり、減らしたりしています。どうやっているかというと、化学受容体という優秀な部下がいるのです。化学受容体は、血液中の酸素の濃度を感知し、呼吸中枢に伝えて呼吸運動を調整させるのです。化学受容体にも2種類あり、中枢性化学受容体は、二酸化炭素の量を察知し、末梢性化学受容体は酸素量が低下したときに反応します。そうして呼吸量を増やすよう呼吸中枢に伝達するのです。

21％あるべき酸素が10％以下になると呼吸量を1・5倍にして対応しますが、もっと酸素が少なくなると、嘔気、頭痛などが現れ、意識障害になります。空気中の二酸化炭素は約0・03％とほとんどゼロですが、3％になると呼吸量は2倍、5％で4倍、7％では7倍となり苦しくなります。9％以上では意識障害が起こります。呼吸中枢がいくらがんばっても、空気中の酸素が減り、二酸化炭素が増えると体は適応できなくなるのです。二酸化炭素を使って酸素をつくり出す植物に感謝ですね。

10 過換気症候群

Aちゃんは、授業中に突然大きな呼吸をし始めました。肩をゆらし、「はあっ、はあっ」と苦しそうです。先生は、Aちゃんの背中をさすりながら、「大丈夫よ」と言って、保健室に連れて行きました。

心臓や肺などに何の異常もないのに、急にドキドキし始め、息苦しそうに深く速い呼吸をたくさんすることがあります。この呼吸困難の発作は、30分から1時間くらい続くこともあります。その間、呼吸が苦しいので、なおさら、もっと呼吸しなければならないのではないかと思い、大きな呼吸をしてしまうのです。

過換気症候群とよばれるものです。その症状は、指先が冷たくなり、しびれやふるえが現れます。長く続くと、意識がもうろうとなり、失神することもあります。

過換気症候群は、大きな深い呼吸をするために、酸素を多く取り込み、二酸化炭素の割合が低下してpHが上がることで症状が現れるものです。ですから、過換気が起こっていると判断したら、ビニール袋などを鼻と口にあて、酸素を吸いすぎないようにするとよいのです。

過換気症候群は、思春期、青年期の若い女性に多く、何らかの心因性要素が関係しているといわれます。身体的精神的ストレスに対し、対処する力が低下しているために、体が過度に反応し、過呼吸運動になるのです。

成長し、精神的に強くなると、過呼吸発作はだんだん起こさなくなっていきます。周りの人の理解も大切で、本人もふだんから精神的に安定した生活を送るようにすることが大切です。

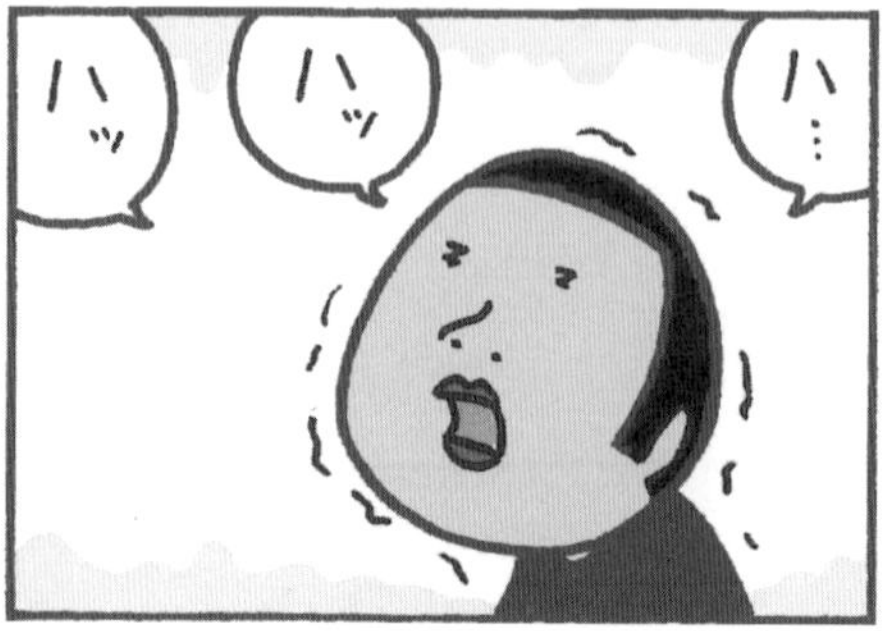
ハッ
ハッ
ハ…

第7章 食べて、出して——消化器

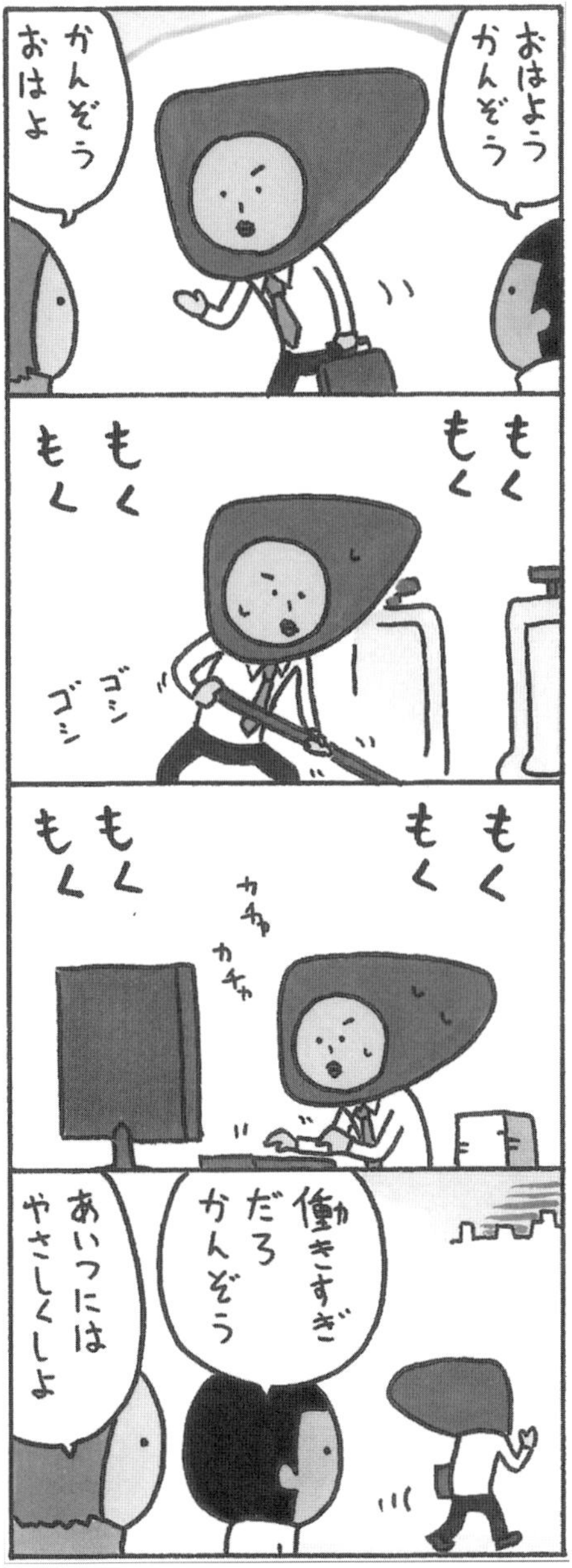
おはよう かんぞう
かんぞう おはよ
もく もく
もく もく
ゴシ ゴシ
もく もく
もく もく
カチャ カチャ
働きすぎだろ かんぞう
あいつにはやさしくしよ

1 消化管の中、菌いろいろ

私たちの体には、細菌やウイルスなどの病原体が入ると、それを通さないためのフィルターや、入ってきたときにやっつけるための働きが備わっています。無菌状態を保っていて、脳も心臓も、もちろん血液や尿だって、基本的に菌はいません。でも、雑菌だらけのところがあるのです。それは、口から肛門までの消化管です。消化管は、喉の奥からお尻までつながっている1本の管で、身長の約6倍、約8～9mもあるのですよ。そこが菌だらけだなんて、知っていましたか？

「感染予防の第一は手洗い」といわれます。風邪やインフルエンザだけでなく、食中毒予防にも手洗いが効果的です。食中毒を起こす悪い菌やウイルスが口から入らないようにするために、ですね。予防に敏感になると、食器やテーブルまで徹底的に除菌しようとします。でも、完璧に除菌するのは困難です。雑菌は服にも頭髪にも、空気中にも、どこにでもいるのです。

みなさんは生野菜も刺身も食べますよね。それらには洗っても多少の菌が付いています。口の中だって無菌ではありません。食物が胃に入ったら、胃酸で雑菌はある程度やっつけられます。腸に行ったら？　もともと腸には細菌が住んでいます。健康を守ってくれる菌で、それがまったくいなくなるほうが大変です。

消化管は1本の管で、独立し、その他の器官と区別されています。無菌である部分とくっきりと区別されているのですね。腸にいる細菌などのおかげで食物は消化され、腐敗や発酵、つまり腐る状態になり、分解されてガスが出るのです。それが、ほら、臭いあれなのです。

2 悪い物を押し出す胃腸

口から食べたものは食道を通り、胃に入ります。それはあなたが坐って（あるいは立って）食べているから、重力に引かれて上から下へ流れていくのでしょうか。では、逆立ちで食べたらどうなるでしょう。無重力の宇宙で食べたら？

逆立ちでも、宇宙でも、やはり食物は口から胃へ、そして1本の管である消化管のゴール、肛門へ向かって流れていくのです。そこには、逆流しないような体のしくみが備わっているからです。

でも、体に悪い物が入ってきたとき、胃はギュッと締まり、その流れに逆らってでも押し戻すというすごいことをしてくれます。毒物や細菌などが入ったとき、吐き出すのです。それが「嘔吐」です。

それでも、細菌やウイルスなどが間違って胃をスルーしたとき、今度は腸が頑張ります。「よかった。腸まできたから、ここで子孫を増やすぞ」と喜ぶ細菌やウイルスを、腸は吸収せず、早く出してしまおうとするのです。通常、胃や腸は、食物からの栄養素を分別して、体に役立つような形に変えて吸収します。口側から肛門側へ流れるような、ゆったりとした動きをしているのですが、体に悪い物だと判断すると、それらを吸収せず、ピューッと出してしまうのです。それが、「下痢」です。腸の中でも早いうちに出すほど水分を多く含んだものになります。

嘔吐や下痢は、体に入ったものが悪い物であればあるほど強烈に起こります。吐く、下すということは苦しいことですが、あなたの体を守る大切な反応なのですね。

3 1回しか生え替わらない歯

沖縄のちゅら海水族館にサメの顎がありますが、見たことがありますか？ サメの顎には歯がびっしりついています。驚くことに、その下に次の歯、またその下に次の歯、さらにその下に次の歯と、4、5回生え替わる準備が整っているということです。

あなたも、小学校中学年くらいのころ、赤ちゃんの歯がぐらぐらして抜け、新しい歯が出てきたことを体験していると思います。赤ちゃんの歯は乳歯といいます。乳歯はお母さんの中にいる早い時期に準備されます。胎生2カ月ころです。早いですね。ただ、生まれてすぐはまだ歯は見えません。6、7カ月ころに初めて歯肉を破り、下の前歯が2本現れます。それから、上下2本ずつがそろい、満1歳ころにその左右も生えて上下4本ずつ、計8本になります。それが、2歳ごろには上下10本ずつ、合計20本が生えそろいます。

顔や顎が大きくなるにつれ、歯も大人の歯になる必要があり、7歳くらいに、早く生えた歯から抜け、大人の歯、永久歯になっていきます。永久歯は上下16本ずつで、まず6歳くらいに第一大臼歯という奥歯が生え、15～16歳くらいまでに生えそろいます。20歳くらいに一番奥に親知らずという第三大臼歯が生える人もいます。

サメと違い、人間の歯は1回しか生え替わりません。それが虫歯になるとお終いです。「どうせ生え替わるのだから」と、乳歯を大切にしないで虫歯だらけにしていると、永久歯も丈夫な歯にはなりません。乳歯もきちんと磨きましょう。芸能人でなくても、「歯は命」ですよね。

4 舌を見て健康チェック

イチゴ味のかき氷を食べたら舌が赤くなった、という経験はありませんか？　それは一時的なもので、ほかのものを食べたり、おしゃべりをしたりしているうちに元の色になるでしょう。

舌は、味をみるためのものであると同時に、食べたものをこねたり、少しずつ喉の奥に送ったりするものです。そういう舌で、健康チェックもできるのですよ。舌は、体調によって様子が変わります。舌を見れば、ある程度全身状態がわかるので、医師はよく舌を見るのです。

舌には小さなブツブツがたくさんあります。それを味蕾《みらい》といい、1万個もあります。みなさんの健康な舌は、ピンク色で、湿っているでしょう。それが、赤く腫れて、まるでイチゴのようになったり、ザラザラしたり、べったりとコケのようなものが付いたりすることがあります。

イチゴのようになるのを、「イチゴ舌」といいます。イチゴ舌になるのは猩紅熱《しょうこうねつ》などの溶血性連鎖球菌感染症、いわゆる溶連菌感染症や川崎病のような子どもの病気でみられます。疲れていたり、胃が痛かったりすると、ザラザラしてきます。貧血のときには逆につるつるした舌になります。コケが厚くなるのは、心臓や肝臓、腎臓の病気や糖尿病などです。薬の服用で茶色や黒いコケが付くこともあります。

舌のコケは、味蕾に付いた食べ物のカスや雑菌の残骸などです。それが肺に入ると肺炎になりますので、口の中をきれいにすることが肺炎予防になります。口の中、特に舌をガーゼやスプーンの裏、専用のブラシなどできれいにしましょう。そのような肺炎は高齢者には命取りで、被災地などでも重点的に行われています。

5 再生するしっぽと肝臓

沖縄で暮らしていたとき、いちばん困っていたのはヤモリとの戦いです。家を守るといわれているので共生するのがよいといわれますが、どうも……。

トカゲもそうですが、ヤモリのしっぽも、切れたらまた生えてくるといわれていますね。大きなヤモリには大きなしっぽが、小さなヤモリには小さなしっぽが生えます。どうしてなんだろうと、思いませんか？　からだ全体のサイズにあった大きさにまでなったら、成長がストップするというのが不思議です。

まつげもまゆ毛も、毎日抜けては生え替わっていますが、その人のサイズまで伸びると、それ以上長くならずに成長はストップします。たまに、長いまゆ毛のおじいさんがいますが、その人でも大部分は普通の長さで、長いものが数本あるという程度でしょう。髪の毛のような長さのまゆ毛やまつげは見たことがありません。

突然話は変わりますが、肝臓移植でも同じことが起こります。肝臓移植では、肝臓の半分や3分の1くらいを移植します。肝臓は、他の人に移植したり、病気のため、4分の3くらい切り取っても、4カ月くらいで元の大きさになります。そこで驚きなのが、肝臓はその人のサイズにまで大きくなると、再生をピタリと止めるのです。

限りなく成長が続くと、お腹からはみ出る肝臓ができたり、他の例で考えると、象のようなネズミができる可能性もあるということですよね。

ところが、そうはならない。だれが決めているのか知りませんが、すごいことですよね。

6 あなどれない虫垂炎

虫垂炎では、車で減速帯（駐車場の出入り口などにあるデコボコしたところ）を通ると痛みが増すといわれます。上下の動きが響くのです。

小腸と大腸の境目に盲腸があり、そこにプラプラ下がっているものが虫垂です。その虫垂に便の固まった物や細菌などが詰まり、炎症が起こると虫垂炎となります。

私も経験しましたが、あなたの家族にも1人くらいは虫垂炎になった人がいると思います。虫垂炎は、15人に1人発症するありふれた病気であるため、軽くみられがちですが、実はあなどれない病気なのですよ。

虫垂はお腹の右下のほうにありますが、虫垂炎のとき、最初は真ん中あたりの痛みで始まります。腸は動いているので、虫垂が右下にちゃんといるわけではないからです。また、お腹が痛くなる病気はいろいろあり、痛みだけでは虫垂炎と決められません。でも、炎症が進むと、虫垂はだんだん腫れてくるので痛みは右下のほうにいきます。そのころには、血液検査や画像検査なども併せて虫垂炎という診断ができるようになります。それを我慢していると細菌が増え、虫垂は破裂してお腹の中が膿だらけになります。腹膜炎を起こし、その細菌などが血液中に入ると死亡することもあります。

虫垂炎は痛みや微熱で始まりますが、訴えがうまく表現できない子どもや、症状がはっきりと現れない高齢者では、診断が難しいといわれます。また、子どもの場合、進行が速く、急展開をとるので、早めに病院へ行くことが大切です。

7 胎児の名残、尿膜管

フィギュアスケートの羽生結弦選手が、急な腹痛で検査を受けたら尿膜管遺残症《にょうまくかんいざんしょう》だった、というニュースがありましたね。

尿膜管遺残症とは、生まれたらなくなるはずの尿膜管が、体に残っているということです。お母さんのお腹の中にいるとき、赤ちゃんはへその緒で酸素や栄養をもらっています。赤ちゃんの二酸化炭素や尿などもへその緒から運ばれます。へその緒はあなたのおへその先についていた管で、お母さんの子宮の壁にある胎盤に繋がっています。

羽生選手に残っていた尿膜管は、膀胱とへその緒をつないでいた管で、おしっこをお母さん側に運ぶ管です。その管が残っていて、ジャンプなどの力が入る激しい動きをしたときに痛くなったのだと思われます。それで、緊急手術で取り除いたのですね。

虫垂炎で手術を受けた経験がありますが、ほんの5㎝くらいの傷でさえ、その後お腹に力が入らず、ときに何となくジワーっと痛むときもあります。だからこそ、その後も大会に出場している羽生選手はすごいなあと思います。

胎児のころには肺を使ってガス交換をしたり、おしっこを外に出したりせず、すべてへその緒を通して行っています。へその緒は文字どおり「命綱」で、心臓から出た血液も、動脈管によって肺を使わず上手に全身を巡っていきます。へその緒を使って、外に出さなくてもすむような胎児特有のしくみがたくさんあり、知れば知るほどカラダって、うまくできているなあと感心します。

8 沈黙の臓器　肝臓

焼き肉屋で食べるレバー、それが肝臓です。肝臓はなかなかの働き者で、「沈黙の臓器」といわれます。なぜそうよばれるかというと、たくさんの仕事を受け持っていて、とても頑張り屋で文句も言わず、最後の最後まで黙って仕事をしているからです。「最後まで」ということは、病気になって壊れる寸前まで「つらい、苦しい」と訴えないということです。肝臓の病気はアルコールを多くとる人がかかるものと思うでしょう？　実は、お酒をあまり飲まない人にも肝臓病は起こります。甘いものや脂っこいものを多く食べる人です。

肝臓の仕事はたくさんあります。まず解毒・排泄作用。アルコールや脂肪、薬物などを分解し、尿や便に混ぜて出しています。次に、脂肪分の分解を担当する胆汁をつくること。胆汁は胆囊で濃縮して、脂ものを食べたとき十二指腸に出されます。それから、赤血球をつくるのに必要な鉄やビタミンの貯蔵。運動時や出血によって循環血液量が不足したときに動員する血液もしっかりためています。また、胎児期には造血も行っているのですよ。それから、代謝作用です。グリコーゲンの合成と分解、血漿タンパク質の生成、脂質代謝、ホルモン代謝など。

こんなに頑張っているのにわかってくれず、沈黙しきれなくなったら、肝臓が相当弱っているときです。血液検査で異常が指摘されたら、肝臓に対して「ごめんなさい」といわなければなりません。食生活、飲酒を見直すことで肝臓が元気になるようにあなたが頑張るときです。

9 虫歯はこうしてできる

いつの間にか虫歯ができていたという人はいませんか。でも、いつの間にかではありません。虫歯はちゃんとした経過をたどってでき上がるのです。虫歯の原因はミュータンスという細菌のせいだと習った人も多いでしょう。でも、それだけではありません。時間と間隔が鍵です。

私たちが何かを食べると、歯の表面のカルシウムが抜け、ミニ虫歯の状態になります。そこにミュータンスが食べ物をエサにしてつくった歯垢（プラーク）が酸を出し、歯の表面を溶かして穴をあけます。それが虫歯です。そこで早めに歯磨きし、きれいな状態にしておくと、しばらくして唾液から出たカルシウムが歯の表面について元の歯にしてくれるのです。

この「早めに歯磨き」と、「しばらくして唾液から出るカルシウム」が大切です。歯垢を残さないような丁寧な歯磨きを「早めに」して、「しばらく」何も食べないようにすることです。その逆の「いい加減な歯磨き」と、「だらだらいつでも食べている」が続くと、虫歯はすぐできてしまいます。歯が修復する時間を与えずにずっと食べ続けると、虫歯はできやすいということです。

このカルシウムの沈着による歯の修復を助けるのがフッ素です。また、唾液の量は夜間は減るので、夜の間に修復は難しく、虫歯は進んでしまいます。ですから、寝る前はより丁寧に歯磨きをしないといけません。口を開けて寝る人はさらに注意が必要です。

健康な歯でいるために、今夜もしっかり磨きましょうね。

10 虫歯の菌はどこからくるの？

虫歯の菌はみなさんご存じのミュータンス菌です。でも、実はもう1つ、虫歯に関係する菌があるのです。それが、ラクトバチラスという菌です。

ミュータンス菌は、プラーク（バイオフィルムともいう）という細菌のかたまりの中にいます。プラークは歯周病菌や虫歯菌のすみかです。ネバネバしているプラークはうがいしたくらいでは落とせず、歯磨きで取るしかありません。

ラクトバチラス菌は乳酸菌飲料に多く、炭水化物や砂糖などの食べ物にも含まれています。ラクトバチラス菌は、つるつるした歯にとどまることはできません。どこが好みかというと、ミュータンス菌が溶かして穴があいた歯の中です。そこで、さらに虫歯を進行させる働きをしているのです。この2つが協力しあって虫歯を悪化させているといえます。

生まれたばかりの赤ちゃんには虫歯の菌はありません。歯が生えていない時期にもいません。大人が使った箸やスプーンなどで赤ちゃんに食事を与えたり、かんだものをあげるとミュータンス菌は入るのです。

「ミュータンス菌に最も感染しやすい時期（感染の窓）は生後19カ月から31カ月で、この時期に感染しなければ口の中の細菌バランスが整い、ミュータンス菌に感染しにくくなる。そうすると、成長しても虫歯のできにくい状態になる」と、歯科の先生は話しています。

ミュータンス菌が一度口の中に入ると完全に取り除くことはできません。入れないようにすることが一番の虫歯予防といえますね。

11 出べそ

お母さんのお腹の中にいたころ、栄養は臍帯からもらっていました。生まれるとすぐ臍帯はクリップなどで留め、5cmほど残してカットされます。その後、数日で水分を失い、臍帯はポロリととれます。それがへその緒です。

臍帯の出口だったおへそは、そのままでは腹壁とつながり穴があいた状態になります。それでは困るので、生まれるとすぐに膜ができ、へその緒がとれてもお腹と外が通じないようになります。おへその周りには筋肉や脂肪があるため、そこだけはへこんで見えるのです。

ところが、おへそがへこまずに出ている状態があります。出べそです。

赤ちゃんには出べそがしばしばみられます。穴が十分に閉じずに泣いたり力んだりしたときに腸などが飛び出してくるのです。それを臍ヘルニアといい、押すと中身は戻ります。

臍ヘルニアは2歳くらいまでにはほとんどが自然によくなります。ハイハイや頭の持ち上げなどの運動で腹筋が強くなるからです。2歳を過ぎても治らない場合には治療することになります。臍帯の付け根であるヘルニア門を手術で閉じるのです。臍ヘルニアではなく筋膜が大きくでき、飛び出している状態のものもあります。

なぜ出べそになるのかはわかっていません。へその緒の切り方が悪かったとか、お母さんがどうこうという問題ではなく、もちろん子どもが悪いわけでもありません。だれのせいでもないので悩む必要はありません。大切なのは、出ている状態のとき、引っかけて傷をつくったりしないように注意することです。

12 ご飯、アミラーゼで変身

赤ちゃんに離乳食をあげていると、ふしぎなことが起こります。おかゆの姿がだんだん変わってきます。ご飯粒とご飯粒の間に粘っこい隙間ができてきて、見た目においしくなさそうになるのです。ご飯に何が起こったのでしょう。

赤ちゃんの濃い唾液が付いたスプーンをご飯に戻し、またすくって赤ちゃんの口に運ぶということを繰り返しているうちに、唾液の中にあるアミラーゼという消化酵素がでんぷんを分解しブドウ糖にしたのです。見た目はきれいではありませんが、ブドウ糖は甘く、そのご飯も最初のものよりずっと甘いご飯に変わっているのです。あなたもごはんを噛み続けているとだんだん甘くなっていくので試してごらんなさい。

唾液は唾液腺から出てきます。酸っぱいものを見たり食べたりすると、顎の下がキュッとなって唾液が出るのを感じますね。唾液腺は顎の下にも耳の下にもあります。おたふくかぜ（急性、流行性耳下腺炎）のときに耳の下や顎の下が腫れて痛くなったことがあるでしょう。おたふくかぜを起こすウイルスにより唾液腺が炎症を起こしたのです。そのときに血液検査をすると血中アミラーゼの値がとても高くなっています。唾液腺に石が詰まる唾石症や化膿性耳下腺炎という病気でも同じように腫れて痛くなります。

血中アミラーゼの値でわかるのは唾液腺の病気だけではありません。急性膵炎や膵臓がんでも値が上がります。アミラーゼは膵臓からも出るからです。アミラーゼにより離乳食が変化するも驚きですが、検査データで悪いところがわかるのもすごいことですね。

13 美しい女性が罹る胆石症

「おばさんが胆石の手術をして黒い光る石を見せてくれたよ。どうして胆石ってできるの?」

Sちゃんの質問です。

胆石は胆のうという胆汁をためておく袋の中にできるものです。黒い石はビリルビンが中心となった石ですね。白いものもあり、それはコレステロールが中心となったものです。

胆汁は黄色くて苦いアルカリ性の液体です。消化酵素はありません。その成分の97%は水で、ビリルビンが0・2%、胆汁酸が0・7%、コレステロールが0・06%です。

このビリルビンやコレステロールなどが、多すぎたり、胆汁の流れが悪くなったり、胆道で炎症が起こったりしたときにバランスがくずれ、沈殿して石となるのです。小さいうちは流れていきますが、大きくなって胆道の出口にひっかかったりすると痛みが出ます。それは鋭く激しい痛みです。おばさんもとても痛かったでしょう。

胆汁は、消化酵素はないといいましたが、脂肪の分解に重要な働きをしています。脂肪の多い食べ物が胃から流れてきて十二指腸の粘膜にふれるとホルモンが出て、胆のうを収縮させて胆汁を出します。胆汁の中の胆汁酸が脂肪を溶かし、脂肪の分解をするリパーゼが働きやすくなるようにするのです。

胆石症になりやすい人の特徴に4Fというのがあります。fat(肥満)、female(女性)、forty(40代)、fair(美しい)。胆石症は40~50歳代で肥満傾向の魅力的な女性に多いといわれています。

Sちゃんのおばさんは美しい方なのでしょうね。

14 消化管は実は外

体の働きを微妙に調整しているホルモン。成長ホルモンや幸せホルモン(セロトニン)など、いろいろありますが、ホルモンを血液中に放出し、働いてほしい臓器に届けるのを内分泌といいます。

「内分泌」があるなら「外分泌」もあるのでしょうね。あります。汗や涙、胃液、胆汁などの消化液を皮膚表面や胃、腸などに放出するものを外分泌というのです。

汗は体の外に出すという説明にだれもが納得するでしょうが、胃液や胆汁をなぜ、「外に分泌する」というのでしょうか?

それは、胃や腸などの消化管は「外」だからです。えっ、外?

それはちくわや土管のようなものです。心臓や肺、肝臓などの臓器は、体内におさまっていますが、消化管は違います。口は外に開いていますね。肛門も外に開いています。口から肛門まで、途中の胃や腸は体の中を通ってクネクネしていますが、それでも口から続く1本の管なのです。

ズボンを洗濯したとき、裏返して干すことはありませんか。そのとき、手を内側から入れて、ズボンのすそまでもっていき、すそをつかんでひっくり返すでしょう? そのように、口から手を入れて、肛門までの管(消化管)を引っ張ってきてひっくり返すと、裏返しの状態になります。

現実にはできませんが、そうやって裏返し、外にできるので、消化管が「外」だというのです。おもしろい考え方ですね。

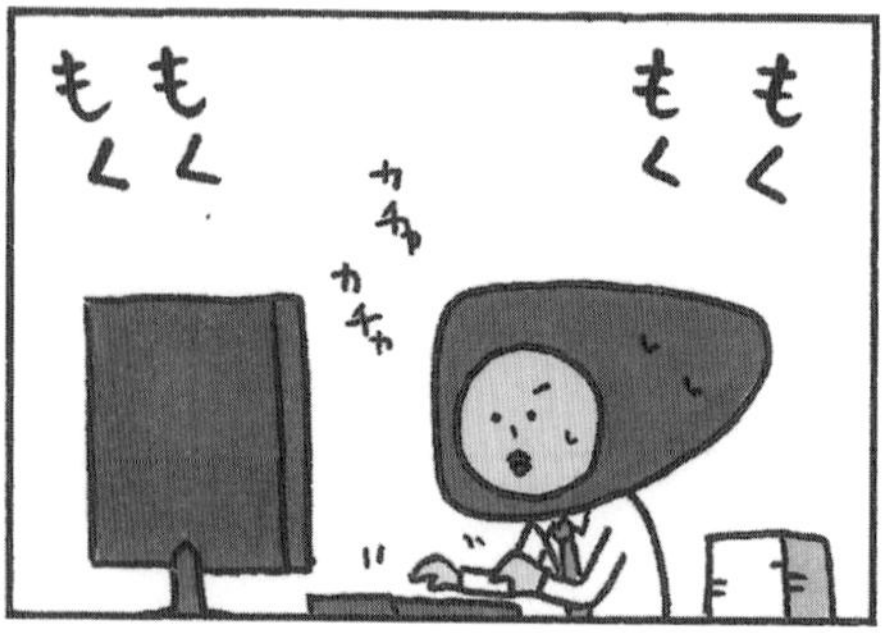
もく
もく
カチャ
カチャ
もく
もく

第8章 あなたが自由に動けるのは
——運動器

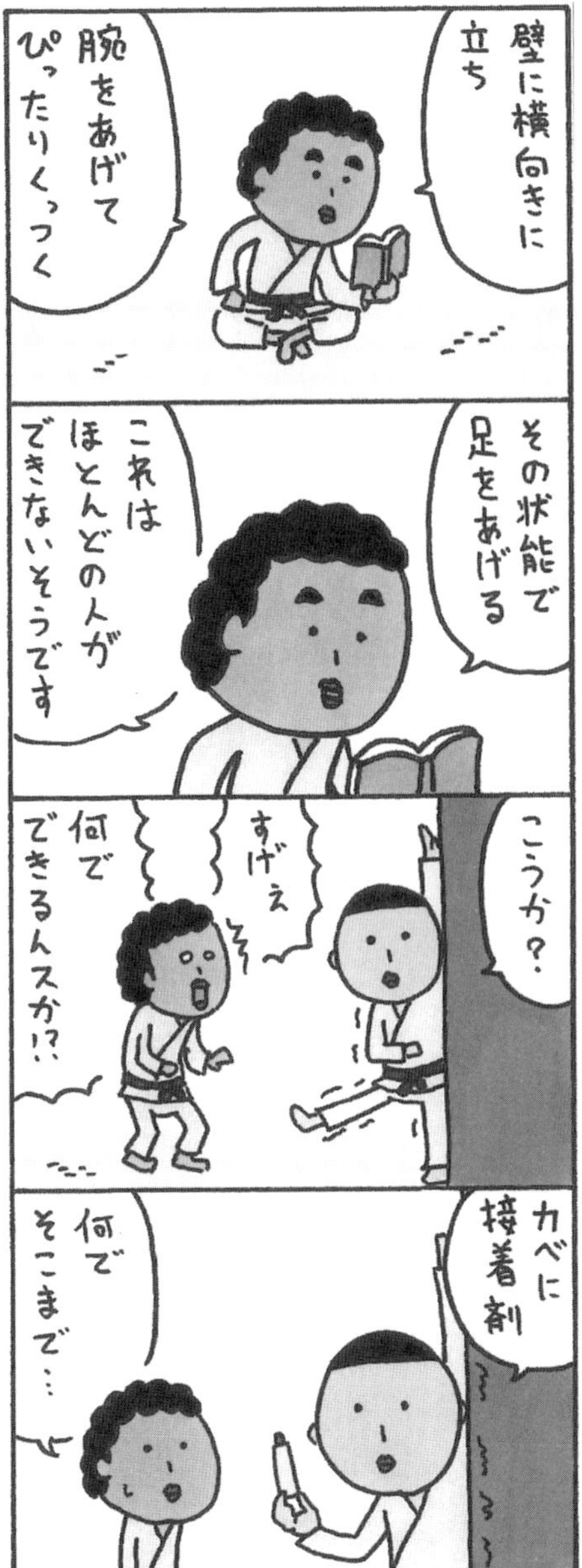

壁に横向きに立ち
腕をあげてぴったりくっつく
その状態で足をあげる
これはほとんどの人ができないそうです
こうか？
すげぇ
何でできるんスか!?
カベに接着剤
何でそこまで…

1 骨の成長に大切な日光

人の成長とは、骨端軟骨が硬い骨となり、少しずつ大きくなっていくことです。ですが、ビタミンDが不足すると骨がつくられる過程で骨化が十分に行われず、骨が柔らかくて体を支える背骨や手足の骨が伸びない、異常に曲がる、身長が伸びないなどの症状が現れます。それがクル病です。

私たちが日光に当たると、エルゴステロールというものが紫外線で変化してビタミンDになります。ビタミンDは、骨をつくっているカルシウムやリンの代謝に関係があり、腸からのカルシウムの吸収を助ける働きがあります。

エルゴステロールは、卵黄やシイタケ、肝油に多く含まれます。妊婦さんや授乳中のお母さんは、それらの食物をとっていても、紫外線の当たらないところで生活しているとクル病が発生します。

大人になってビタミンD不足で起こる病気は骨軟化症といわれ、O脚やX脚になったり、背骨が曲がったりします。

日光浴が必要な理由はそこにあります。日光浴は直射日光に当たることだけをいうのではありません。子どもの骨の成長に日光が必要だといっても、生まれたばかりの赤ちゃんを裸にして日に当てるのは良いことではありません。真夏の強い日ざしでは、なおさら心配です。

赤ちゃんは、少しずつ日数をかけて日に当てる部分を増やしていきましょう。

でも、南国の沖縄では家の中でも日焼けするといわれるように、ガラスを通して紫外線が入ってきます。暗い倉の中に閉じ込められるというようなことでもない限り、日光不足の心配はないようです。

2 骨盤の形、男女で違う

白骨死体が出てきたら、年齢や性別などを調べ、行方不明者と照らし合わせるという作業が行われます。骨の断片や歯から取ったDNAが有力な手がかりとなりますが、その前に、目で見ただけでだいたいのことはわかります。

性別は、骨盤ですぐわかりますし、子どもを産んだ経験があるかどうかもわかります。女性の骨盤は、男性のものより前後左右に広く、下のほうは楕円形です。男性の物はかわいいことにハート型です。

女性の骨盤が広いのは、もちろん赤ちゃんが通りやすいようになっているのです。皆さんの体は、頭と肩を比べると、肩の周囲のほうが頭より大きいですよね。でも、赤ちゃんは肩より頭のほうが大きいので、頭から先に生まれます。もし、足から先に出ようとすると、頭が引っかかり、首が締まると大変なことになりますよね。

ですから、お母さんのお腹の中にいるときは、頭を下にしているのが普通で、頭が上になることを「逆子」といいます。逆さになっているのが逆子ではないのですね。

赤ちゃんが通ってくるのが骨盤です。赤ちゃんは、骨盤の空間を回りながら下りてきます。すごいのは、妊娠中から骨盤軟骨が柔らかくなり、広がりやすくなるよう準備しているのです。

骨盤の前のほう、恥骨結合もゆるくなり、後ろの尾骨は分娩時に2～3㎝も後ろに跳ねるように動くのです。その空間を、赤ちゃんは回りながら「こんにちは」と出てきます。赤ちゃんの大きな頭を通すために、骨盤が動くのって、すごいことですね。

3 人の骨、最大と最小は？

人の体の中でいちばん大きな骨は、太ももの骨、大腿骨です。長さが40～41㎝もあります。この大腿骨は、身長の27・5％に当たるといわれますから、大腿骨を見ただけで、身長が推定できることになります。

大腿骨はとても美しい骨です。しかも、とても強い！　すらっとした長さと、上のほうにきれいな丸い頭をもっているのです。丸い頭は大腿骨頭といい、大腿骨から50～60度、内側に首をかしげたポーズで付いています。この頭が骨盤のくぼみに入り、股関節をつくっています。頭を支えているのは当然首で、大腿骨頸といわれます。ここが細くくびれているため、高齢者が転んだとき折れやすいのです。

最大の骨がわかったら、最小の骨を知りたくなるでしょう？　人体の最小の骨は、あぶみ骨という骨です。耳の奥、鼓膜の内側にあり、馬に乗るとき足をのせる鐙の形をしています。大きさは３・８㎜。ずいぶん小さいですね。このあぶみ骨に付いている筋肉があぶみ骨筋で、１・２７㎜しかないのですよ。

筋肉の話になりましたので、人体でいちばん大きな筋肉は？　そう、殿筋ですね。ヒップをつくっているお尻の筋肉です。

最大・最小でいえば、人間の体のいちばん小さい単位は細胞です。細胞のなかでも最も小さいのは精子で、最も大きいのが卵子です。ふつう、細胞は肉眼では見えませんが、卵子は肉眼で見える唯一の細胞なのですよ。

精子は全長が０・０６㎜、卵子は直径が０・２㎜です。シャープペンシルの芯と比べてみると、その大きさがわかりますね。

4 興奮や過労で起こる金縛り

夜寝ているときに何かが重くのしかかり、身動きできない、「助けて」と声が出せない、いわゆる「金縛り」という状態になったことはありませんか？　そのとき、体では何が起こっているのでしょう。

金縛りは、レム睡眠のときに起こります。レム睡眠とは、脳は活発に動いているのに、体は休んでいる状態です。夢を見るのもレム睡眠のときです。頭はいろいろなことを考え、起きているように感じますが、体は動かないので、まるで何者かが押さえつけているかのように感じるのです。

それを、心霊現象などと結びつけて考えるのはよくあることです。旅行中、知らない土地で初めての経験をし、興奮した状態で眠りに入ると、体はとても疲れているのに神経は高ぶっている状態になります。そこで金縛りが起こると、そのホテルにあった昔の怖い話などが加わって、「幽霊が出た」などということになるのです。

金縛りの起こっている最中は、実際には目を閉じているのに、目を開けて何かを見ている、と考えるようです。鮮明な夢を見ている状態で、体は自由に動かせないので苦しいのです。

そのとき見るのは幻覚だといわれています。金縛りに伴い、自分を客観的に見ていると感じる体外離脱も同じ原理で、それは思春期の女性に多いということです。

金縛りは、興奮するようなできごとを経験したり、逆に過労や寝不足などで起こるといわれています。神経の興奮を静めてから眠ると、金縛りを回避できると思います。

5 筋肉ほぐし、こむら返り予防

サッカーやラグビーの試合をテレビで視ていると、ときどき競技を中断し、足のつった選手のケアをしている様子が映し出されることがあります。こむら返りですね。

このこむら返りは、筋肉の「強直性けいれん」で、痛みを伴い、夜中でも飛び起きるほど辛いものです。そのときの筋肉は硬く膨らみ、もみほぐそうと思ってもなかなか軟らかくなりません。けいれんの持続時間は、実際には数分ですが、痛いときには長く感じられますよね。こむら返りは、膝より下の後ろ側の筋肉、ふくらはぎ（腓腹筋《ひふくきん》）に起こるものをいいます。腓《ひ》腹筋の「腓」を「こむら」と読むのです。

でも、筋肉がつる状態は、腓腹筋だけでなく、足指の付け根や足背などでも起こります。私の場合は、長時間立ち仕事をした後に起こりますが、激しい運動をした後や水泳中に起こることもあります。海で泳いでいるときに起こると、パニックになって溺れてしまうこともあります。

筋肉のけいれんは、脱水状態やカルシウム、マグネシウム、ナトリウムなどの不足（電解質異常）や、腎不全、甲状腺機能低下症などでも起こります。妊娠中にも起こりやすくなります。

こむら返りを防ぐには、運動前後に十分ストレッチをし、筋肉をほぐすことが大切です。

脱水を防ぐために、運動中でも水分・電解質を補い、運動後は、マッサージやホットパックなどで筋肉をいたわってあげましょう。

運動前に、レモンや梅干しなどでクエン酸をとることも、こむら返り予防に効果的です。熱中症では、大量の汗を放出し、電解質が不足します。水分だけを補ったのでは、けいれんが起こることもありますよ。

6 『猿の惑星』無理

『猿の惑星』シリーズの映画がありますね。人類が「ケダモノ」といわれ、支配者が猿。その設定は、人間と猿の遺伝子が99％まで一緒だということで、発想としては自然です。

でも、どうでしょう。ほんとうに猿は人間のような文化を獲得し、科学を駆使して繁栄を手にすることができるのでしょうか。

それは難しい、と私は思います。

なぜなら、「手」が違うからです。猿の手と人間の手は、決定的に違うところがあるのです。みなさんは、両手を合わせて水をすくうことができますね。そのとき、親指が重要な働きをしています。親指が内側に入り、人差し指、中指、薬指、小指とくっつけることができるでしょう？　猿にはそれができません。文字を書き、絵を描き、さまざまな道具を使えるのは、その親指の筋肉と関節の発達があるからなのです。

盛り上がったときに踊る、沖縄のカチャーシーも、猿には踊れません。カチャーシーは、手首が自由に曲がらないとできないからです。手のひらを内側に曲げたり、外側に向けたりと、手首の動きを自由にすることで、人間は道具を自在に操ることができるのです。

さらに決定的なのは言語です。それには、なめらかに動く舌がないといけません。バナナを食べたり、口の周りをなめたりする舌はあっても、言語をモノにするには、それ以上の舌の動きが必要です。

ということで、『猿の惑星』を見ても、それは楽しいSF映画であって、この世界を乗っ取られるという心配はする必要がないということですよ。

7 自由に動く肩甲骨

紙粘土で全身の骨をつくったことがあります。そのとき、耳小骨の小ささ、繊細さに、楽しさを覚えました。まっすぐ伸びる大腿骨には美しくて感動しました。そしてつくるのに最も苦労したのが肩甲骨です。それは特別にこみいった形をしているからです。

あなたの背中にある2つの大きな骨、肩甲骨は不思議な骨です。肩甲骨には驚くほどたくさんの筋肉が付いており、腕を大きく動かしたり、背中を丸めたり反らしたり、ひねったりするときに活躍します。でも、肩甲骨はくびの下で横に伸びている「美人の骨」といわれる鎖骨と直接、付いているだけで、あとは宙ぶらりんになっているのです。腕の付け根の上腕骨とは靱帯でつながっているだけなのです。

あなたの腕は、前にも後ろにも、内側にも外側にも動きますね。回すこともできるはずです。それは肩関節のくぼみが浅いからです。そのため脱臼も起こりやすいのですが、その肩の関節を守るために腱や靱帯がとりまいているのです。

それらが、加齢とともに弱くなり、炎症を起こしたのが五十肩です。五十肩は、肩関節周囲の筋肉の炎症ですから、治療には安静が大切です。安静にしているうちに、自分でも忘れたころ痛みがとれているという状態になります。

肩甲骨はとても自由に動き、上にも下にも、内側にも外側にも動かせます。そのような運動で肩甲骨を自由に動けるようにし、肩こりや五十肩を予防するのを「肩甲骨をはがす」ということがありますが、なんだか怖い言葉ですね。

8 アキレス腱は最強

いろいろなスポーツをしていたおじいちゃんは、孫が生まれるとそっと足首を握ります。太さ、滑らかさを見て、運動の得意な子になるかなと見ているのです。テニスの錦織圭選手の足首はとてもきれいですね。ふくらはぎから下がり、キュッと締まった部分、アキレス腱が美しいのです。

ギリシャ神話に出てくるアキレス（アキレウス）はとても強い英雄です。しかし、1カ所だけ弱いところがあり、そこがアキレス腱でした。アキレスが生まれたとき、母親が不死最強の男になるように地獄の川に浸けたのですが、足首を持って浸けたためそこだけ水に浸からなかったというのです。

アキレス腱は人体で最大最強の腱です。ふくらはぎは腓腹筋とヒラメ筋でできており、そこからかかとに伸びる部分がアキレス腱で、歩く、走る、跳ぶなどの瞬発力を発揮するのに重要な働きをしています。

スポーツ選手にとって大切な腱なのに、よく断裂し、選手たちを悩ませる腱でもあります。地獄の水に浸からなかったからでしょうか。

アキレス腱が切れるとき、周りの人も気づくほどブチッと音がします。「あ、切れたな」とわかります。痛みがありますが、歩くことはできます。つま先立ちはできません。アキレス腱は収縮することで足を前に下げる働きをするからです。運動選手は、運動前に十分なウォーミングアップを行い、運動後はクーリングダウンをし、特にアキレス腱を大切にしています。

さて、あなたの足首はどうでしょう。だれかが見ているかもしれませんよ。

9 扁平足

あなたのへその緒と同様、手形・足形をお母さんは大事に取ってあると思います。

赤ちゃんの足には土踏まずがなく、全体的にベタッとした足形がとれます。赤ちゃんがハイハイし立ち上がって歩くようになると、体を支えるために足にはアーチができます。

足のアーチは、縦方向に2本、横方向に1本あります。橋でいえば、橋の中央が盛り上がった太鼓橋の手すりが2本あり、その2本の手すりをつないでトンネルの天井のようにアーチがあるようなものです。

アーチがあることで、私たちは体重を分散させ体を支えることができるのです。このアーチは、足の裏を地面から浮かせ、踏み込んだときのクッションの役割を果たします。

足は体のいちばん下にあり、地面に立ち、移動することが主な役割です。大きなかかとの骨はしっかりと体を支え、つま先の短い骨は地面に着いたときしっかり吸いつき、次に徐々に地面を蹴り上げるという動きで、安全になめらかに歩行できるようになっているのです。この短い指のおかげで、砂利道や坂道でもスムーズに歩けるのですよ。

大きくなったあなたの足形をとると、きっと土踏まずができていることでしょう。足の内側は浮いていてインクが付かないと思います。

土踏まずのない足を扁平足といい、昔は病気のように扱われていました。アインシュタインは扁平足のために兵役を免れたそうです。今では扁平足と運動能力と繋げることはなくなりました。

10 面白い肘　ファニーボーン

肘を何かにぶつけたとき、手の先までビリッとしびれたことはありませんか？　激しいしびれと痛みでしばらく動けないこともありますね。

腕はいろいろな働きをするために肘の関節は曲がりやすいように筋肉や脂肪はあまり付いていません。触ってみるとわかるように骨が飛び出ているでしょう？

あ、強く押すと大変ですよ。

あのビリビリとしたのは神経です。神経は、ふつう皮膚の表面にはなく隠れているのですが、そこだけは表面近くを走っており、触れてもわかるのです。

神経は情報を伝える働きがあります。伝えるのに電気信号で伝えるため、刺激が大きいと電流が流れるようにビリビリと感じるのです。

肘の上の部分が上腕骨、下の部分は2本の骨で、手のひらを上にして伸ばしたら、内側（小指側）になるのが尺骨、外側（親指側）になるのが橈骨《とうこつ》です。そして、ビリビリしびれた神経は尺骨神経という神経です。尺骨神経は腕の上側から下りてきて、尺骨にそって手のひらのほうに行きます。曲がり角が肘、肘関節です。肘関節の皮膚表面を走っている尺骨神経が触れたりぶつけたりするとビリビリとしびれるのです。

この、厳密にいうと骨のない部分をだれが言ったか「ファニーボーン」といいます。「ファニー」とは「面白い、愉快な」というような言葉ですね。ファニーボーンは、骨がないのに面白い、愉快な「骨」と名付けられたのです。ビリビリはちっとも愉快ではないのにね。

11 指を鳴らすと太くなる

指を曲げ、ポキポキ鳴らすとすっきりするという人はいませんか？

私も時々指を鳴らします。関節を曲げて、そのとき発生する音を楽しんでいるのです。ひまなときや考えごとをするときなどに無意識のうちに指に力を入れてポキッと鳴らしています。

親から「指を鳴らすと、太くなるからしないほうがいい」といわれていましたが、し始めたらやめられなくなりました。

指を曲げて発生する音は、関節の中にある潤滑液（関節液）に発生する気泡がはじける音ということです。関節に急な強い力を加えて音を出すわけですので、それにより関節を覆っている関節包が引き延ばされたり傷ついたりしてしまいます。関節包だけでなく、関節の周りの靭帯や軟骨も傷みます。

私たちの体は、傷ついたらそこに修復隊が集まり、急いで修理をするようにできています。その作業で治した所は厚くなり、前より丈夫になるのです。骨折したら、繋がった骨が太く丈夫になるように、関節も修復されると太くなります。それを繰り返していたら……？

そうです。指は関節の部分が太くなっていくのです。指自体は細くても、関節が太くなり、ごっつい手になってしまいます。

残念ながら癖になってしまった指鳴らしですが、左の薬指だけは鳴らさないようにしていました。その指は、もちろん結婚指輪を入れる指です。おかげで細い指輪がスッと入ります。でも、他の指も大事にしておけば、今ごろ白魚のような手になっていたのにと思います。

12 不思議、立てない！

私たちは、無意識に歩き、手や足を動かしてさまざまなことをしています。体の動きは重力との関係でバランスをとりながら行われています。では、ちょっとやってみましょう。

壁に横向きに立ち、腕を上げてぴったりくっついてください。かかとも、上げた腕もぴったりつけて。そして、壁側でない足を上げてみましょう。上がりますか？

沖縄レスリング協会の会長さんは上がりましたが、他の人はできませんでした。よほどの筋力のある人でないと上げられないでしょう。

これは、壁についていない側の足を上げるには、壁側に傾く必要があるのに、壁に阻まれて重心を移せないために上げられないのです。

このことは、椅子から立ち上がるときにもいえます。看護や介護の勉強で、体の動きと重心のことも学びます。椅子に座っている人を立たせたいとき、そのまま上に上げようとしても上がらないことを学びます。椅子から立ち上がるには、まず膝下の足を椅子側に引くことから始まります。リラックスして坐っていたまま立とうとしても立てません。足を引いて、体を前に傾けてからでないと立てないのです。

あなた自身でやってみてもいいでしょう。坐っていた姿勢のままでは立ち上がれません。無意識のうちに足を引き、前傾してから立っているでしょう？　そこで、椅子に座っている人のおでこに軽く指を当て「立ってごらん」と言ってみましょう。立ち上がることはできないでしょう。「魔法の指であなたを動けなくします」と言ってもいいでしょうね。

13 足の小指、退化する？

あなたは、椅子の脚などに足の小指をぶつけたことはありませんか？　私はときどきぶつけます。とても痛いですよね。

世の中にはいろいろな人がいますが、足の小指をぶつけるわけを研究している人がいます。その人の言うには、私たちは自分の体の大きさを認識していて、狭いところではその範囲を考えてぶつからないようにすり抜けるのだそうです。でも、「足の小指は体の範囲ではない」ためぶつけてしまうのだというのです。

人類も動物も、要らないものは進化の過程で消滅してきた歴史があり、それでいくと足の小指はやがてなくなるというのですからおどろきです。

でも、そんなことはないと、私は思います。

私たちは足の親指と小指、そしてかかとの3点で支えてこそしっかり歩くことができるのです。もし、けがや病気で足の小指を失ったら、どうなると思いますか？　体を支えることが上手にできず、歩くことが難しくなるのです。たかが小指、ではないのです。

足の小指の関節について研究している人もいます。人の手足は、親指の関節は2つです。付け根と1回曲がるところですね。親指以外は3つあるでしょう？　それが、足の小指は人種で違うというのです。白人は足の小指も他とおなじく3つがほとんどなのに、日本人では足の小指だけ3つの人は20％くらいしかいない、80％の人は2つだというのです。

びっくりですね。あなたの足はどうですか？　ちなみに、私は3つでした。

14 骨は生きている?

骨は硬いですよね。だから、一度できあがると、もう変わらないと思っていませんか?

それが、実は日々生まれ変わっているのです。信じられないでしょう。

骨ができるのを「新生」といい、壊されるのを「破骨」といいます。骨の基となるのは骨芽細胞で、それが成長して骨になります。時間がたつと、今度は破骨細胞によって破壊され吸収されてしまいます。一見、同じ形を保っているようでも、そういう代謝により、常に新しい骨ができているのです。子どもは、成長して大きくなっていくので、骨の新生が盛んです。新生と破骨・吸収の割合は、新生のほうが多いのですね。高齢になると、新生のスピードはだいぶ遅くなり、吸収が多くなります。

その調節をしているのが、甲状腺ホルモンとビタミンDです。ビタミンDをつくるには日光浴が大事です。日光に当たることでビタミンDを体内で作ることができるのです。ビタミンDにより腸管からのカルシウムの吸収が促進され、破骨細胞の働きが抑制されます。

話は変わりますが、鉄筋コンクリートの家を建てるとき、家の骨格をなす柱や壁、また、駐車場などをつくるのにコンクリートを流しているのを見て、「骨に似ているなあ」と感じました。

何が似ているかというと、骨の中のカルシウムやリンという無機質がセメントに混ぜる石や砂と同じ役割で、コラーゲンなどの有機質の中の繊維は鉄筋に当たるのです。また、骨には多糖類がありますが、その多糖類はセメントに当たります。有機質が骨の強さを、無機質が骨の硬さをつくっているのです。

まさに鉄筋コンクリート、丈夫なはずです。

15 無重力で骨は弱くなる

宇宙飛行士が地球に帰ってきたニュースを見たとき、その宇宙飛行士が両腕を支えられて、ようやく歩いているのをふしぎに思いました。

それがわかったのはある本を読んだときでした。無重力状態では筋肉を動かす必要がないため、筋肉は衰え、骨では脱カルシウムという現象が起こっているというのです。

骨折などをしてギブスを巻いたことがある人はわかると思いますが、安静を保ち、長く動かさないでいると、筋肉はやせ細ってしまいますね。特に宇宙飛行士は、地球上で歩くときに使っている大事な筋肉、太ももや下腿の筋肉をまったく使わないため、立ち上がることも歩くこともできなくなっていたわけです。

宇宙飛行士の骨をX線で調べると骨の中のカルシウムが減って弱くなる脱カルシウム現象という、カルシウムの放出がわずか1週間の飛行でも起こっていたそうです。でも、本来健康な人でしたら、その後地球で生活すると、骨はカルシウムの放出をやめ、蓄積を始めるようになるのです。筋肉も普通の生活をするうちに復活し、歩けるようになったようです。

私たちは地球の中心からくる重力に負けないように足を上げ、腕を振って歩きます。それでバランスがとれているのですが、無重力では骨・筋肉が弱るというなら、逆の高重力状態ではどうなると思いますか？　そういう研究をした人がいるのです。犬を高重力の環境下に置いてみると、その犬の骨は太くなり、骨のカルシウムに関連するホルモン異常も認められたということですよ。

第9章 究極の不思議——脳神経

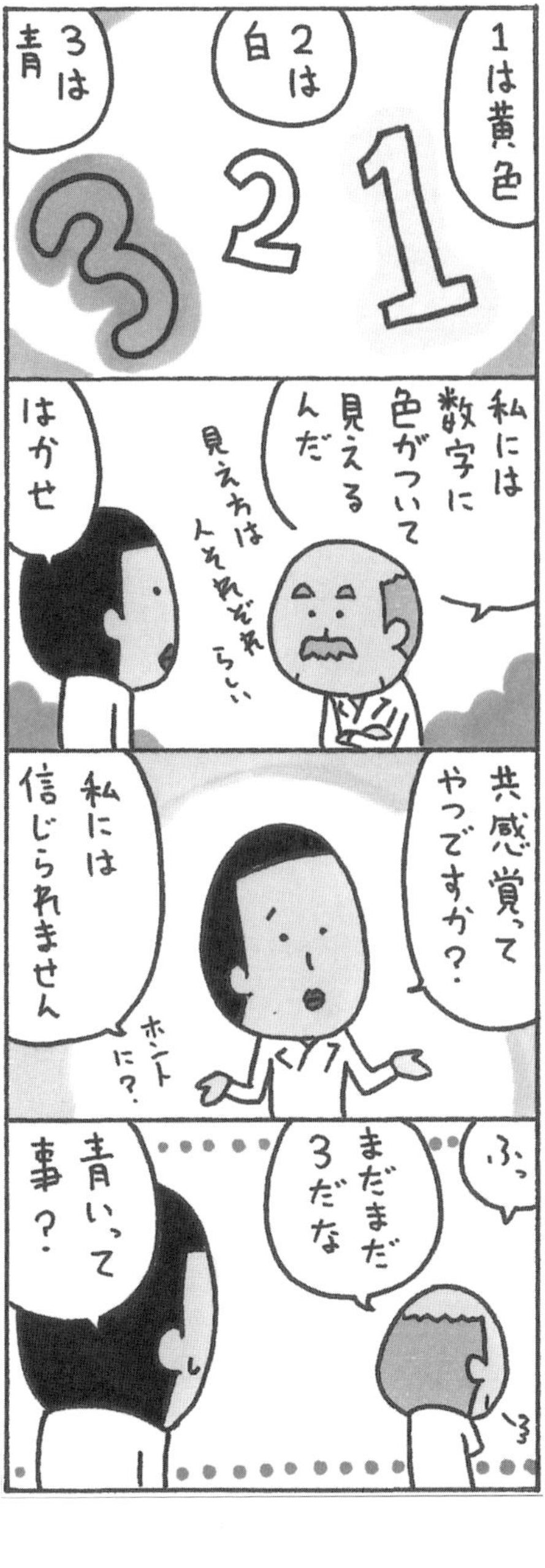
1は黄色
2は白
3は青
私には数字に色がついて見えるんだ
見え方は人それぞれらしい
はかせ
共感覚ってやつですか?
私には信じられません
ホントに?
ふっ
まだまだ3だな
青いって事?

1 成長期に不可欠な睡眠

睡眠って、必要なものなのでしょうか。勉強でも運動でも、夢中になっていると、眠るのがもったいないと思います。特に受験生はそう思うでしょう。

私たちは1日の3分の1、約7、8時間眠っています。生まれたばかりの赤ちゃんは一日のほとんどを眠って過ごします。コアラは20時間も眠るそうですよ。

私たちは決まったリズムで寝て、起きて、を繰り返しています。それは、体にセットされているものです。いくら頑張って起きていようとしても、そのうち眠くなってしまいますね。

睡眠は必要です。特に、成長期の子どもには絶対に必要です。睡眠が十分だと、成長ホルモンがたくさん出されるからです。成長ホルモンは、体に取り込んだタンパク質の合成を促し、骨の成長、発育を助けます。文字どおり成長ホルモンですから、成長には欠かせません。十分な睡眠で、骨や筋肉は丈夫で大きくなっていくのです。認知症の原因になる物質も、夜の睡眠で少なくなるといわれています。

したいことがあるのに眠くなる。それは、「中断して休みなさい」というサインです。夜に眠り、昼に起きるというのも、体にセットされていることです。昼と夜が逆転してしまい、夜になると目がさえて、昼間は眠いという人がいたら危険です。セットされた本来の形と違うことを長く続けていると、それがストレスとなり、体の成長だけでなく、脳の発達にも影響します。昼間は頑張り、夜はぐっすり眠るのが、学習にも運動にも大切なことです。

2 歩きながら計算、脳活性化

テレビでアルツハイマー病の治療や予防について放送していました。予防には、運動をしながらやさしい計算をして、成長ホルモンと神経細胞の活性化を図り、海馬の衰えを防ぐのがよいということでした。海馬というのは、大脳の奥にある、記憶などを担当する古い皮質です。その海馬がしっかり働いていると認知症になりにくいのです。

障害物にぶつからないように歩きながら、「102引く3」を計算する、その答えからさらに3を引く、また3を引くなどの計算をしたり、階段昇降しながら数人で尻取りをして、前の人が言ったことと自分の答えを言う、というような、体を動かしながら頭を使う、それが効果的だというのです。

その放送はたいへん勉強になりましたが、違う動作を同時に行うことは難しいことです。人間の注意力には限界があり、どうしても片方に気持ちが向きます。「ながらスマホ」で人や物にぶつかる、運転中に何かに気を取られ、信号を見落として事故を起こす、といったこともあります。

同時にいくつもの仕事をすることが難しいことを示す実験がありました。授乳中のお母さんに簡単な計算をしてもらい、母乳の出方を測定するというものです。計算をしながら授乳すると、母乳の出が悪くなるという結果が出たのです。お母さんは授乳中、新聞を読んだりテレビを見たりせず、静かに赤ちゃんと向き合うほうが、母乳がたくさん出て、愛情と栄養をたっぷり与えることができるということです。母乳を吸って満足そうな表情をしている赤ちゃんの様子を見るのは、母親として、何物にも替え難い幸せですね。

3 呼び出さないと薄れる記憶

先日、友人の子どもたちが遊びにきました。そのなかの小学2年生のI君が、忘れ物をよくするので、どうすればそれをなくすことができるか、対策を考え中だというのです。

その子のおじいちゃんは、するべきことをメモに書くことを勧めました。おばあちゃんは、口に出すことを勧めました。そして私は、するべきことの数を数える、と言いました。3つあったとしたら、その3つを思い出すまで頑張って考えるのです。

みなさんも一度勉強したものを忘れない方法があれば、ぜひやってみたいと思うでしょう。

記憶は「意識に上った事柄を覚え込み、覚え込んだ事柄を脳の中に維持し、それを再生する一連の過程」といわれています。脳への入力は短期記憶の引き出しに入れられます。この引き出しから必要に応じて取り出し、活用することで、その内容は長期記憶の引き出しに移ります。

長期記憶に入ると、脳神経のシナプスの数や大きさも増え、伝達物質の量が増加するのです。そうすると、覚えたものを早く呼び起こすこともでき、自分のものとなるのです。一度入力したものは、ちゃんと入っていますので、呼び戻す方法を考えることが大事です。呼び出さないとその記憶はうすれていってしまいます。おじいちゃんの言ったこと、おばあちゃんの言ったこと、私の言ったこと、すべてを行うのです。

残念ながら、物忘れを克服する特効薬はありません。記憶の引き出しを頻繁に開け、記憶した物と対話して、引っ張り出すしかありません。脳の引き出しと心から向き合うことですね。

4 脳の働きと利き手

脳は、豆腐のような色をしていて、柔らかさも豆腐並みです。豆腐なら、手づかみで持ち上げようとすると、指が食い込み、グチャッとつぶれてしまいますね。沖縄の島豆腐は固めなので、持ち上げることもできますが、それでも揺さぶったり、押したりするとつぶれます。

そういう豆腐にたとえられる脳ですが、脳は固い頭蓋骨で守られ、さらに髄液という液体に浸かっているので、お父さんからゲンコツをもらったり、友達と頭突きをしても、簡単にはつぶれたりしません。

脳は、中心部でくっついていますが、その部分以外は左右に分かれ、それぞれ役割があります。右脳は創造力、直感力などの感覚機能をもっており、左脳は、言語や記号、数字などを使って理論的に考える働きをもっています。

右脳の活動が活発な人は左利きが多く、芸術家タイプ、左脳が活発に働く人は、右利きが多く、理論派で理数系が多いといわれます。

「右利きと左利きで寿命は違うか」という研究をした人々がいます。研究結果は「左利きは、右利きに比べ短命」というものでした。左利きの人は「えーっ」と驚いたかもしれません。

右利きが87％いるという右利き社会では、いろいろな機械類も右利き用につくられてきました。左利きの人には使いづらいものもあるため、事故が左利きに多く発生し、結果的に平均寿命が短くなるというものでした。でも、今では左利き用の道具も工夫され、その研究結果もあてはまらなくなっていますから、ご心配なく。

5 脳細胞、進む再生研究

沖縄タイムスのワラビーに連載の「カラダの不思議」の100回目に思ったことです。100項目のカラダについての不思議が書かれたことになり、それがみなさんに何らかの参考になったなら幸いということ。そして、ネタが尽きないこと、私自身が不思議と感じることがまだたくさんあることです。

私が「体って、不思議だなあ」と思っていることの最たるものが、脳についてです。脳は脳神経の集まりで、それを養っているのは血液によって運ばれる酸素と糖です。

「心はどこにあるか」と問われれば、脳です。脳が考え、愛情を抱き、発見し、驚き、感動し、笑い、怒り、話し、動き、体温や水分の調節も行い、呼吸も血圧もコントロールしています。仕事も勉強も、友達とのつきあいも、脳がなければできません。

脳の神経細胞は、一度死滅すると再生しないといわれていました。しかし、奇跡といわれる復活のニュースがしばしば報じられます。損傷した細胞は機能を失うのですが、損傷した部分の近くから神経細胞の枝が出て、元の機能を補うようになることや、あるタンパク質が脳神経の再生に関与しているという研究をしている学者もいます。ノーベル生理学・医学賞受賞者の利根川進教授も脳神経の再生に関係する遺伝子を発見しており、脳障害の治療への道が開かれるであろうといわれています。もちろん、山中伸弥教授のｉＰＳ細胞で壊れた臓器の細胞をつくり出すこともできつつあります。

今すぐ適用できるものばかりではありませんが、多くの研究者の地道な努力で、医学は進歩しています。読者の皆さんの中から、研究者が出てくれると嬉しいですね。

6 知能を発達させる研究

『アルジャーノンに花束を』という小説を読んだことがありますか？　ダニエル・キースという人が書いた本です。アルジャーノンというのは脳の手術を受けて驚異的な知能を獲得したネズミの名前です。同じ手術を受け、すごい能力を得たのがチャーリーという知的障害のある32歳の男性でした。彼は6歳程度の知能で、そのためによくからかわれていました。それが、手術後メキメキと知能指数が上がり、１８５という天才レベルにまでなります。そして研究者としてアルジャーノンの観察をするのです。

通常、脳は3歳くらいまでものすごいスピードで成長しますが、それ以後は伸びず、発達曲線はほぼ平らになります。でも、チャーリーが受けた手術のような何らかの操作で脳神経がどんどん成長すれば天才にもなりうるのです。

お話の世界ではなく現実に、ある物質を脳に注入して脳細胞を増殖させる方法を日本人が発明し、米国で特許を取ったという報告があります。２００６年、慶應義塾大学の岡野栄之《ひでゆき》教授らの研究グループです。注入された神経幹細胞は、自ら神経の損傷部位を見つけ修復するというのです。しかし、動物実験では細胞の増殖がずっと続き、止まらなくなるというのです。それでは困ります。そこで岡野教授たちは、異常な増殖を止める物質をも発明したのです。それは、神経損傷の治療から異常増殖する脳腫瘍の治療まで可能性があるということです。２０１２年にノーベル賞を受賞した京都大学の山中伸弥教授のｉＰＳ細胞も画期的です。自身の細胞を培養して、人工的に多能性のある幹細胞を作り出すことができるのですから。それにより副作用がなく、新しい細胞が手に入るという夢のような未来があるのですね。

7 アイスクリーム頭痛

暑い日々が続いていますね。いいえ、これから本格的な暑さの真夏がやってくるのですね。

夏でも冬でも沖縄ではよく食べられているぜんざい（かき氷）が、わたしは大好きです。でも、数口食べると、急に頭が痛くなるのですが、みなさんはどうですか？

アイスクリームやかき氷を食べて頭が痛くなるのを「アイスクリーム頭痛」といいます。これはれっきとした医学用語、診断名なのです。

そのアイスクリーム頭痛について研究している人もいて、頭痛の原因には2つの説があげられています。ひとつは、口の中の温度が急激に下がったことを感知して、体がとっさに（反射的に）体温を上げなければいけないと判断し、頭に通じる血管を広げ、血流を増やす、すると、頭の血管に一時的に炎症が起き、その痛みを頭痛と感じるというものです。

もう一つは、冷たい氷がのどを通るとき、三叉神経が刺激され、そのとき発生する伝達信号が混乱し、脳が痛みと勘違いして伝達してしまうというのです。脳の勘違いや信号の乱れを発生させるかき氷の威力はすごいですね。

「アイスクリーム頭痛」と言いますが、かき氷で頭痛がしても、アイスクリームでは経験がないという人もいるのではないでしょうか。かき氷よりアイスクリームのほうが温度は低い（かき氷は0℃、アイスクリームはマイナス7℃くらい）のですが、アイスクリームは凍っている部分が少なく、アイスクリームの脂肪が熱の伝達や吸収を妨げる働きがあるので、かき氷のような頭痛は起こりにくいのだそうですよ。

8 覚えること、海馬が決める

「いろんな本を読んで、いろいろ勉強しているのに、覚えていることと忘れることがあるのはなぜですか」。O君の質問です。

そうですね。たくさんの体験をしても、忘れてしまうことがありますね。経験したことが頭に残り、取り出して確認することができるのを記憶といいます。あなたは自転車に乗ることができますか？　自転車の運転や水泳、スキー、ピアノの演奏なども体で覚えた技術の記憶です。

記憶には、自転車の運転のような長く心に残る長期記憶と、電話番号などをちょっとの間覚えるというような短期記憶があります。短期記憶はワーキングメモリーなどともいい、脳の前のほう、前頭連合野が働いているものです。

自転車乗りや楽器の演奏など、繰り返し練習し体で覚えたものは手続き記憶といい、主に小脳が働きます。歴史の年号や化学式などの数値や単語を勉強して覚えたものは意味記憶といい、海馬や大脳皮質が働いているものです。

海馬！　脳の深いところにタツノオトシゴがいるのですよ。びっくりですね。解剖学者も驚いたようです。タツノオトシゴの形をした海馬が、私たちの見聞きし経験したことを一時的に保管し、必要なものと要らないものを選別します。大事だと思うものは大脳新皮質に送り長期保存し、要らないものは消してしまいます。大好きな先生が最後に語ったお話をずっと覚えているかと思えば、数日前の食事の内容をまったく覚えていない、ということはありますね。それも海馬君がしたことなのですよ。

9 顔の区別がつかないことも（失認）

大勢の人の中からでも、あなたはお母さんを見つけることができますね。みんな同じように目と鼻があり、口や耳がある。それなのに、この人が自分のお母さんだとわかります。当たり前ですよね？　でも、どうしてでしょう？

逆に、その区別がつかない場合を考えてみましょう。ハリウッド俳優のブラッド・ピットさんは、人の区別がつかないといいます。大好きなおばあちゃんがにこにこ笑って近づいてきても、顔を見ただけではわからない。それでスカーフをプレゼントし、その色や形で見つけるのだといいます。声を聞いたらわかるけど、離れた所で見つけるのは難しい。目で見えているのに、その人と認識できないのです。

顔がわからないのを相貌失認《そうぼうしつにん》（失顔症）といいます。脳に顔を認識する所があるのです。目で見た像は網膜から後頭葉に送られ、後ろから右側の側頭連合野という所に送られます。それがとぎれると、過去の記憶と照らし合わせることができず、だれなのかわからないのです。

顔がわからなくなるのは右ですが、左の側頭連合野への伝達通路の障害では物がわからないということが起こります。ミカンを見ても、それが何なのかわからない。手に取って匂いをかいだり、食べてみて初めてミカンとわかります。匂いや味、音や触った感じでそのものを思い出すのです。物がわからないことを物体失認といいます。脳は一部分でも傷つくと、その担当している領域に問題が起こるのです。

そういう病気の人の話、『妻を帽子とまちがえた男』というおもしろい本もありますよ。

10 自分で感情のコントロールを

「すぐできる　元気回復の処方箋」というものが健康関連誌に紹介されていました（『働く人のメンタルヘルス・ハンドブック　元気な心・疲れた心』）。読んでいて、なるほどと思うことがいくつかありましたのでご紹介します。

①自分の長所を人に話してもらう　②身の回りに赤い小物を増やす　③嫌なことは書いて捨てる

自分のことは自分がいちばん知っていると思いがちですが、案外知らないものです。特に欠点ばかりをみて悩む人には、他人から長所を教えてもらうことで自信につながり、次へのステップになることも多いものなのです。

赤い色は、心を元気にし、やる気を起こさせる色なのだそうですよ。そういう色が身近にあると、知らず知らずのうちにやる気がいっぱいの元気な人になるのでしょうね。

嫌なことがあったとき、ずっとそのことを考え、思い出してはため息をつくというのがふつうですね。でも、それを断ち切ることは大切なことです。そのために、その嫌なことを紙に書いてゴミ箱に捨ててしまうというのです。それではほんとうに楽になるというのですから、おもしろいですね。嫌なことは水に流したということなのだそうです。

考えると、これらはすべて自己暗示です。自分で自分の脳をコントロールするということでもあります。嫌なことはくよくよ考えず、切り替えて、ハッとするような赤い色などによる刺激を受け、見えなかった自分の長所を自信にして前に進む、これが心の健康なのですね。

11 太陽とバナナ、カボチャ

沖縄では冬至にジューシーという炊き込みご飯を食べますが、一般にはカボチャを食べ、ゆず湯に入ったりします。なぜそういう習慣ができたのでしょうか。

冬至は太陽の高さが一年中で最も低くなり、昼が一番短く逆に夜が長くなる日ですね。その頃には太陽の光は弱く、夏の25%くらいになるのです。そういう冬に増える「冬季うつ病」という病気があります。元気がないほかに普通のうつ病とは違う過眠、過食などの症状がみられます。

冬季うつ病に有効な「高照度光療法」という治療法があります。朝と夕方に数時間ずつ太陽光に近い強い光を浴びるのです。人工の光でも、脳や体は夏と勘違いするのですね。この方法は数日で効果が表れ、症状が改善するようです。

うつの症状に大きくかかわっているのがセロトニンという物質です。これが少なくなる冬にうつ症状が現れます。太陽光は脳内セロトニンを合成し働きを支えていることから、太陽光が少なくなるとセロトニンが利用されず、元気がなくなるということです。健康な人でも、朝からお天気が悪いと元気が出ませんね。それが病気の人には増幅されてしまうのです。

セロトニンをつくり出すには、その原料であるトリプトファンが必要です。トリプトファンは必須アミノ酸で、体内でつくられないので食物として取る必要があります。魚や肉にも豊富にありますが、バナナやカボチャのほうが脳に取り込まれやすいということです。もちろん、ジューシーのようなさまざまな栄養素をとるのも大事です。昔からの知恵なのですね。

12 力の限界、脳のリミッター

東京オリンピック、パラリンピックが来年（2020年）に迫ってきたことで、しばしば記録が話題に上ります。どんどん記録が塗り替えられていますが、人は練習を積めば、限りなく記録を更新することができるのでしょうか。

一昔前には100メートル走は10秒を切るとは考えられませんでしたが、今や9秒台は当たり前になっています。やがて8秒、7秒といくでしょうか。いいえ、やはり限界はあり、ある研究では8秒までということです。

重量挙げでも400kgが限界といわれています。筋肉は鍛えられても骨がもたないというのです。ベンチプレスでは世界記録が476kgというのですが、その記録を出した人の写真では、腕から大胸筋付近の内出血が痛々しいほどでした。

なぜ、そのような限界があるかというと、脳にリミッターがあるからです。その限界を超えると生命に危険が及ぶので、あえてゆとりをもってその力を出さないよう設定しているのですね。すごいことです。

でも、緊急の時にはそのリミッターは外れ、いわゆる「火事場のバカ力」が出ます。

私の兄が教員として離島に赴任したとき、バスに子どもが轢かれるという事故に出合いました。若かった兄は、とっさにバスの下に入り、肩でバスを抱え上げその子を救い出しました。何も考えず行動したのですが、その後兄は晩年まで肩の痛みに苦しみました。

救われた子どもさん、今は立派な大人でしょうが、元気に頑張っているでしょうか。

13 数字や音に色が見える？

友人の子どもさんが「数字を色で言う」と言うので、「それは楽しい！」と思いました。「数字に色が見える」というのは、たとえば1は黄色で2は白、3は紫に近い青などです。物理学者でノーベル賞を受賞したR・ファインマンさんのように方程式の文字に色を見る人もいれば、アルファベットに色を見る人もいます。また、文字や数字だけでなく、音に色を「見る」人もいます。「ハ長調は白で、ニ長調はオレンジ色、ホ長調は緑、長調は明るい色だが、短調は暗い色」というのです。

そのような感覚を共感覚といいます。文字に色が見えるのは色字、音を聞くと色が見えるのは色聴といいます。見える色は人によって違い、そういう感覚をもつ人は結構いるといわれています。子どもに多く、大人になるにつれ減っていくようです。

数字や音に色がついていても日常生活に問題はないのですが、あるとき、「計算していると答えが汚い色になったので消した」という子がいて、それはちょっと困りますね。

どうしてそのようなことが起こるのか、いろいろ研究されているようです。脳の文字を認識する領域と色を認識する領域が隣あわせだからとか、音に色を見る人が目をつぶって音楽を聴いているとき、脳では聴覚野だけでなく、視覚野の色知覚野も活動していたという研究も報告されています。脳神経の連絡経路があるということのようです。

1つのことだけでなく、同時に別のこともできるのはすばらしい能力だと思います。それを上手に活用できればよいですね。

14 究極の不思議

沖縄タイムスの子ども新聞『ワラビー』の千回号記念に執筆者のみなさんで色紙を書き、読者にプレゼントするという企画がありました。私は脳の絵を描き、「すべては脳から」と言葉を添えました。どうしてそのようなことを書いたかというと、私はいつも不思議に思っているからです。

脳は、単に神経細胞の集まりです。神経細胞という形として見えるものの集まりで、外から見たら豆腐のような硬さ、シワのあるタンパク質と脂肪でできた塊です。

記憶や言葉を紡ぎ出す「考える」という作業や、優しさや厳しさという「性格」をつくり、音符の集まりで音楽をつくり出し、すばらしい歌声で歌う、上手に楽器を扱い人の心を和ませる、おいしい料理をつくり出す、計算する、すばらしい焼き物を作る、美しい絵を描く、スポーツで絶えず記録の更新を目指し頑張ることなど、さまざまなことを行っているのは、その「脳」なのです。すべては脳なのです。

考えれば考えるほど、脳は不思議なものです。神経の働きで情報が伝えられ、記憶としてしまい込まれたり、取り出したりするというのは何となくわかりますが、脳が性格をつくり、頑張ることや、反対に怠けるということも決めているというのは、これはもう理解を超えたものとしかいえません。「わからない」というのも脳が示しているものなのです。

それが「カラダの不思議」なのですが、その神秘の塊である脳を使うのは私たちです。脳は、使うほどに発達するものです。どんどん使いましょう。

15 時は延びたり縮んだり

楽しい時間は早く過ぎるのに、退屈な時間は遅いような気がするのはなぜでしょう。テレビを見ていたり、友達と遊んでいると、あっという間に時間が過ぎますが、退屈な授業などは何度も時計を見ても終わりませんね。時間の進み方が違うのでしょうか。

私たちの脳は、心臓の拍動を数えて時間を測っているという説があります。退屈な授業で何度も時計を見ていると、その拍動が速くなり、それを心が数えるから、実際よりも早く時間が過ぎたように思うというのです。実際には時間は過ぎていない、退屈な授業は続いているということなのですね。

入院などで何もしないで一日を過ごすと、時間はゆっくり流れます。まだお昼にもならない、まだ3時にもならない、まだ面会時間ではないなどと、何もすることなく待っているときはとても長く感じます。でも、後で考えると、その何もしていなかった日々はとても短く感じます。何もしなかったから、そのときのことが記憶になく、振り返ると短く感じるのです。それは時間の貯金、できごとの貯金と考えることができます。

子どもの時間と大人の時間のスピードで考えるとわかります。いろんなことにチャレンジし、新しいことを学び続ける子どもにはたくさんの時間、できごとが詰まっていますが、単調で変化のない日々を送っている大人は、できごとの貯金が空っぽで1カ月や1年はあっという間に感じられるのです。

延びたり縮んだりする時間って、不思議ですね。

第10章 五感、六感？——感覚器

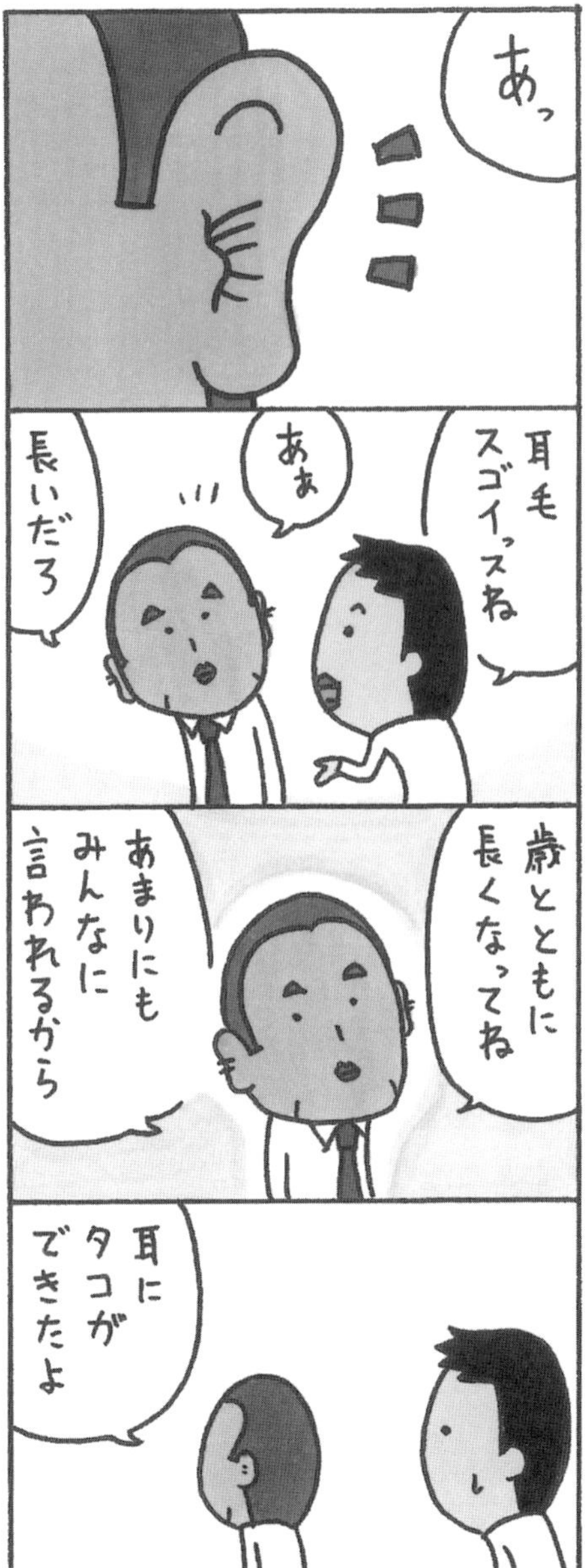
あっ
耳毛スゴイっスね
ああ
長いだろ
歳とともに長くなってね
あまりにもみんなに言われるから
耳にタコができたよ

1 バランス保つ三半規管

バットを立てて、そこに頭をつけてグルグル回るゲームをしたことがあります。何回か回った後、歩こうと思っても歩けなくなりました。頭がクラクラして、体を思うように動かせません。その状態の人の目を覗いてみると、黒目がピコピコとせわしなく上下や左右に動いているのが見えます。それを眼振《がんしん》といいます。

私たちの体は、自分でバランスをとっています。傾いたら、それを立て直そうと手や足を動かし、筋肉に力を入れ、転ばないようにしているのです。

バランスをとる働きをしているのは内耳にある三半規管や小脳です。三半規管の膨大部にあるリンパ液が波立つことで揺れの情報を伝えます。三半規管が、回っている、上下に動いた、進んでいるなどを感じ取り、「今、こう動いているよ」と、前庭神経に伝えます。それが伝わった小脳で、全身にその動きに合わせた修正を命令し、倒れないように体を支えているのです。

バットグルグルは、三半規管が感じ取る以上に激しい回転をしているので、急に止まってもリンパ液の波動は止められず、適応できなくなっているのです。

でも、フィギュアスケートの選手たちは何回回転しても平気な顔をして演技を続けています。どうしてなのでしょう。

それは、訓練によるものなのだそうです。その選手たちも、初めは目が回っていたのを、練習を重ねることで克服していったようです。でも、ふだん左回転をする人が、回転を逆にしたら、目が回るそうですよ。

2 天気痛

2016年8月28日現在、まだ台風が来ていません。そんなことを言うと、台風が聞いていて「じゃ、日本に行くか?」となるので、言ってはいけないそうですね。

まだ天気図にもない台風を体で感じる人がいますね。以前に手術した傷が痛む、頭痛がするなどのように悪天候を予知する痛みが生じる人です。そのような痛みを天気痛といいます。

天気痛を感じる友人がいます。母、本人、息子と3代続く片頭痛持ちの彼女は、「そういえば今年はまったくその症状がない」と言っています。日本に近づく低気圧がないからですね。

天気痛を含む気象病は、頭痛だけでなく、心臓発作や脳出血、うつ状態も誘発しますから大変です。

この天気痛の発生メカニズムが解明され、内耳気圧センサーと自律神経のかかわりが証明されたということです。あるテレビ番組でも、「気圧の変化により内耳のリンパ液が動き、現実とのギャップに脳が混乱し、そのストレスが頭痛などを生む」と放送されていました。

そのメカニズムはまだいろいろいわれており、単純に1つの理由では説明できないものです。

気圧の変化は脳圧に影響し、血管を収縮したり拡張したりします。その揺れ幅が大きいと痛みが生じます。気圧もそうですが、温度や湿度の急激な変化も影響します。

体で天気を予知するなんて苦しいですね。前徴を感じたら、ぬるめの入浴や十分な栄養と睡眠で発症を予防しましょう。治療には、内耳の神経の過敏性を抑える車酔いの薬が効くといわれていますよ。

3 耳に水が！

シャワーで耳に水が入りました。何だか海の中にもぐっているような遠い音がします。お父さんが「水の入ったほうの耳を下にして、片足ケンケンをしなさい」と言うので、やってみましたが抜けません。

耳の穴は外耳道という通路で、その奥は鼓膜です。外耳道は成人で2・5㎝しかありませんが、鼓膜の手前で少し狭まっています。そのくぼみの奥、鼓膜側に水が入り込んだのですね。

水は表面張力で耳の奥にくっついているので、耳を下にしてケンケンしても抜けないのです。海でそのようなことが起こった場合には、太陽で温められた石を耳に当てるとよいといわれます。それは、外耳道から届いた温かい空気が水を膨張させて表面張力を破るのですね。

別の方法を薦めている耳鼻科の医師もいます。「手のひらに水をため、水が抜けない耳を上にするように頭を傾け、その耳に少量の水をそっと入れる」というのです。

水が詰まっているほうの耳を上にするのですよ。そうして、「耳たぶの上の所をさわって、入れた水を耳の奥まで届かせ、今度は頭を反対方向に傾ける」というのです。

水が抜けないのに水を入れるって、こわい感じがしますが、少量の水を入れると、耳の奥の水と合わさり大きな塊となって、くぼみにとどまっていられなくなります。そこで、頭を逆に傾けるとスムーズに出てくるのですね。

耳に水が入っても中耳炎にはならないので、無理に出さず自然に蒸発するのを待つのがよいとも言っていますよ。

4 航空性中耳炎

飛行機に乗って、耳が痛くなることはありませんか？　飛行機の離陸や着陸のときに起こりやすい現象で航空性中耳炎といわれています。

私もときどき起こりました。どういうときに起こったか考えてみたら、かぜぎみだったり、生理中だったことに気がつきました。耳が痛くなったり、詰まったり、めまいや頭痛が起こったりしていたのです。

それは、機内の気圧の変化により引き起こされるものなので、離陸・着陸で急激に高度が変わるときに起こります。鼓膜の内側と外側で気圧の調整ができなくなると、そういった症状を引き起こすのです。

その調整をしているのが、実は鼻と喉です。鼻と喉と耳は細い管、耳管でつながっており、少しずつ空気の流れがあります。耳管はつばを飲み込んだりあくびをしたりすると開き、耳が陰圧になるのを防ぎます。それが詰まると気圧の変化による耳の空気の調節ができなくなるのですね。

耳管が詰まるのは、炎症などが起きているときです。かぜや鼻炎などで鼻が詰まっているときだけでなく、全身の状態が悪いときでも起こります。生理もそのひとつなのですね。

航空会社でも航空性中耳炎の対策を教えています。

「息を軽く吸い込み、鼻をつまんで口を閉じ、吸い込んだ息を耳へ送り込むようにし、最後につばを飲み込む」という方法を紹介しているところもあります。でも、強くしすぎると弊害があるので、離陸と着陸のときにだけ耳栓を使うのがよいようです。

5 耳あかの種類

あなたの耳あかは、ネットトリしていますか？　それとも、パサパサしていますか？

「えっ？　耳あかって、みんなねっとりしていると思ってた」と、沖縄の友人がいました。

耳あかにはネットトリ（湿性耳垢《じこう》）とパサパサ（乾性耳垢）の2種類があるのですが、沖縄の人には湿性が多いようです。湿性耳垢は優性遺伝なので、きっと彼女の家族はみんな湿性耳垢なのでしょうね。

沖縄の人の耳あかは「湿性耳垢と乾性耳垢が混合して欧米人の湿性耳垢よりも粘度が高い」「離島にいくとさらに湿性耳垢の割合が高い」と真栄田宗慶医師は「しまんちゅの耳垢再考」で書いています。欧米人はほぼ１００％が湿性ですが、日本人は全体でみると20～30％しかいません。でも、アイヌ人では87％の人が湿性なのだそうです。

日本人のルーツはモンゴロイドといわれます。そのモンゴロイドには古モンゴロイド（縄文人）と新モンゴロイド（弥生人）があり、沖縄に多いのは古モンゴロイドだそうです。その古モンゴロイドの人の耳あかは湿性なのです。

そこで、ある家族の調査をしてみました。その家族は沖縄出身の母と本土出身の父から6人の子どもが生まれ、そのうち5人が湿性です。孫たちもほとんどが湿性耳垢。１人の乾性耳垢の人は本土の人と結婚し、その子も孫たちはみな乾性耳垢でした。

このことから、この家族では湿性耳垢が強く、その孫まで遺伝しているといえます。

あなたの周りではどうでしょうか。

6 皮膚の再生助ける手当

新卒の小学校教師のMさん。4年生の担任です。体育で走り高跳びをしたときのできごとです。色白で、おでこのかわいい女の子Sちゃんが跳んだとき、支柱が揺らぎ、その先端がSちゃんの額に当たりました。Mさんが駆け寄ったとき、Sちゃんはぐっと歯をくいしばり、手で額を押さえていました。その手から血が垂れてきます。でも、泣きません。Mさんは、急いでSちゃんを保健室に抱きかかえて行きました。

おろおろする新米教師Mさんに見向きもせず、養護教諭はテキパキと処置をしました。その後、MさんはSちゃんを病院に連れて行きましたが、医師はMさんに言ったのです。

「この処置はすばらしい。この子の額は元どおりにきれいになるだろう。すばらしい先生だ!」

きれいな額に傷が一生残るのではないかと心配していたMさんはほっとしました。保健の先生が、横に切れている傷に対し、上下からくっつくように絆創膏をしっかり貼ってくれたのです。額は、頭部と同じで傷の大きさの割に出血が多いところです。傷は初期対応が良いと皮膚の再生を助け、痕が残らないようになるのです。

ほっとしたMさんは、もちろん学校に戻って養護教諭にそのことを伝えました。養護教諭はほほえむだけでした。

40年経った今でも、Mさんの心に焼きついているのは、痛いとも言わず、ぐっと歯を食いしばっていたSちゃんのあの目です。再会することがあったら、Mさんの視線は、真っ先に額にいくことでしょうね。

7 コラーゲンつくる力、大切

「肌の美しさにはコラーゲンが大切」と、魚の目やブタの皮、あしてびちなどを積極的に食べる友人がいます。その努力は大したものだと感心するくらいです。

コラーゲンはタンパク質の一種です。私たちの体はタンパク質でできており、その30％がコラーゲンです。皮膚の真皮に多く含まれていますが、筋肉や骨、関節などにもあります。コラーゲンは、細胞と細胞をつなぐ役目で水分を含んでいることから、それが多いと瑞々《みずみず》しい肌であるといえます。逆に、コラーゲンが減ると、ハリやツヤが失われることになるのです。

そこで、コラーゲンのサプリメントが登場するわけですが、実はコラーゲンを直接食べたり飲んだりしても効果はないといわれています。コラーゲンは、体内でアミノ酸やペプチドに分解されてしまうからです。大切なのは、コラーゲンを合成する力です。それは、年をとるとともに衰えていく力で、合成できなくなることが、肌の衰えの原因なのです。

しかし、望みがまったくないわけではありません。コラーゲンの材料を食事でとり、バランスのよい食事で細胞を元気にすることでコラーゲンの合成を促すのです。それが、ハリのある瑞々しい肌を保つことにつながります。

世界三大美女といわれる楊貴妃は、いつまでも健康で、少しでも美しくありたいという思いが人一倍強かったのですが、加齢はどうしようもないことでした。でも化粧、サプリメント、ウィッグなど、さまざまな努力で美を追求する気持ちが若さを保ち、美につながるのです、決して無駄ではありませんよ。

8 爪が表す体のサイン

「夜は爪を切ってはいけないと、お母さんは言うんだけど、おばあちゃんは、朝は爪を切ってはいけないと言うの。お母さんにもおばあちゃんにも、どうして？　と聞いたけど、昔からそう言われているから、としか答えてくれなかったの。どうしてなの？」と、Sちゃんに聞かれました。

そこで、その回答です。昔は照明が十分でなく、薄暗いところで爪を切ると、まちがって深爪をすることがあるからというのと、火のそばで切って、爪が飛んで火に入ると、その焼けるにおいが火葬のにおいと似ていて気持ち悪いから、ということもあります。また、朝切るのをいけないという理由には、戦争にいく人が、朝、爪や髪の毛を切って出発したからだそうです。

爪は皮膚が変化したもので、指先や足先を保護しているものです。爪の白い部分は健康のバロメーターとよくいわれますが、本当は関係ありません。むしろ、爪の色や形のほうが注目されます。爪の色や形が変わったときは、いろいろな病気のサインであることがあるのです。

爪が下向きに丸くなり、指先も太くなったり、スプーンのように上に反り返ったりするのは貧血が心配されます。横のシワができたり、黒色、白色や黄色になったりした場合もいろいろな病気が疑われます。

病院では、指に軽くはさむだけで血中の酸素の量や脈拍などを測ることができる器械（パルスオキシメーター）をよく使います。それはマニキュアや付け爪があると測れませんので、そのことを頭に入れておく必要がありますね。救急で病院に運ばれたとき困りますよ。

9 温泉と指のシワ

長い時間温泉に入っていて、指にシワができたという経験はありませんか?

人の体は不思議がいっぱいですが、水に長くつかってできる指のシワって、何のためにあるのでしょうか?

世の中にはいろいろな研究をしている人がいますが、指にできるシワを研究した人もいるのですよ。

アメリカ、アイダホ州の研究所のチームですが、その人たちの研究結果では、「指先にできるシワはタイヤの溝と同じ役割をしており、ぬれているものをつかむとき、シワによってできる溝を通して水を排出し、つかみやすくする効果がある」というのです。

「水は滑る」というのはみんな知っていることですね。お風呂やプールの周りは水でぬれていて、走ったりすると滑ってしまいます。廊下に水がこぼれていても危険です。スケートリンクも、氷だけでは滑りにくく、氷の表面に水があるとスイスイと滑ることができるのです。

そんな水の中でものを摑むのに、指にシワがあると便利だということなのです。

また、その研究者たちは、多くのシワの写真を調べ、3つの共通点を見つけたといいます。その3つとは、「シワは指先を中心として広がるようにできる」「一つひとつが長い」「他のシワと交わらない」だそうです。

たくさんの人の指先を根気強く見続け、そこからある傾向を発見するって、地味な研究ですが、敬意を払いたくなります。

10 シンデレラとがん

シンデレラは「エラ」という名前でした。シンデレラは継母と2人の連れ子にいじめられて掃除や洗濯を1人でさせられていたのですね。暖炉の掃除で体じゅうススだらけになり、それで「シンデレラ」と呼ばれました、と絵本には書いてあります。どうしてススだらけがシンデレラというのだろうと思いませんか？

答えを言います。ススのことを英語で「シンダー」というのです。ススにまみれたエラは「シンダー・エラ」で、続けていうとシンデレラなのです。納得し、胸がスーッとしました。と同時に、大変な事態になることが、ガラスの靴で避けられたということにも気づきました。

イギリスで産業革命が起こり、工業が盛んになったころ、煙突掃除の少年たちに皮膚がんが多く発生しました。それを不思議に思って調べた学者さんたちにより、煙突のススに発がん性があることがわかったのです。

日本でも、ウサギの耳にコールタールを毎日塗りつけて人工的にがんを発生させた学者がいます。山際《やまぎわ》勝三郎《かつさぶろう》という先生です。人工的にがんをつくったことでノーベル賞候補になっていたそうです。その後、コールタールそのものより、同じ部分を毎日刺激することでがんは発生したのではないかといわれるようになりました。でも、煙突のススには発がん物質が含まれることは証明されたのです。シンデレラがあのままずっと暖炉の掃除を続けていたら、きっと何らかのがんになったのではないかと想像できます。王子様はシンデレラを哀れな境遇から救ったばかりか、病気からも救ったのですね。

11 紫外線 皮膚がんの要因に

紫外線は日焼け、シミ、シワなどの原因になることでいやがられますが、骨を丈夫にするビタミンDを合成し、殺菌作用もある実は大事なものでもあります。

でも、やはりマイナス面が強く、特に白内障や皮膚がんもよく問題になります。日本人などの有色人種は、メラニン色素の量が白人と黒人の中間くらいで、紫外線に対する抵抗性も中間くらいです。メラニン色素が多い、すなわち色が黒いほうが紫外線への抵抗性があるのです。

紫外線にはABCがありますが、そのうちUV－B（最近ではUV－Aも）が、皮膚の細胞のDNAを傷つけ、突然変異を起こすと皮膚がんの原因になるといわれています。長い年月紫外線を浴び続けていると、顔や手の甲にシミだけでなく腫瘍ができることがあります。腫瘍といっても良性もあれば悪性もあり、悪性腫瘍はがんといわれます。

暑くても帽子をかぶらず遊んでいる子どもをしばしば見かけますが、紫外線を浴びて影響が出るのは何十年も経ってからですので、子どものうちから気をつけることが大切です。子どものころに浴びた紫外線で年をとって腫瘍ができるということになります。

こう書いてきましたが、実は、日本は皮膚ガンは少ないほうです。厚生労働省の統計によると、「紫外線の強い南にいくほど皮膚がんの罹患率が高くなるわけではない」ということで、ニュージーランドやオーストラリアが多く、メラノーマ（悪性黒色腫）の発症率は、ニュージーランドで2000人に1人（10万人あたり50人）、日本では、年間人口10万人あたり3～5人だそうです。

12 耳毛とまゆ毛

サルは全身を毛でおおわれ、皮膚はあまり見えません。ですから、サルとヒトでは、サルのほうが毛はだんぜん多いと思いますよね。

ところが、サルとヒトの全身の毛の数は同じなのだそうです。たまに毛深い人も見かけますが、女性の私もサルと同じと言われても、とても信じられないですね。サルとヒトは毛の数が同じでも、毛の質は違います。ヒトの場合はうぶ毛のような細くやわらかい毛で、ほとんど見えないのです。

今回は、毛といっても比較的気にしていないまゆ毛と耳毛のお話です。高齢の男性に、硬そうな耳毛がはみ出していたり、長くたれたまゆ毛を見たことはありませんか？　子どもでも女性でも、そういう毛はあるのでしょうか？

はい。みんな耳毛もまゆ毛もあります。でも、若い人では目立ちません。特に耳毛は、うぶ毛のうちに抜けていくからです。

毛の生え替わりには周期があり、生えて、伸びて、抜けて、というリズムがあります。その毛の周期のリズムが、加齢とともに乱れてきて、伸びる期間が長くなり、抜ける時期が遅くなっていくのです。

毛の伸びる期間は、若いときには2週間くらいですが、年をとるとそれが1年にもなります。そうすると、その間に毛はどんどん成長して、太く長く、濃い毛になるのですね。

それは、老化現象の一種です。耳毛やまゆ毛が太く長くなるという現象は、40代くらいから始まります。男性ホルモンが多い人がなりやすいそうですよ。

13 光を見るとくしゃみが出る

Mさんは、太陽を見上げ、くしゃみをします。それで鼻のムズムズが一気に吹き飛ばされるのが快感のようです。

光を見てくしゃみをするのは、日本人の25%にいる顕性遺伝だといわれています。顕性遺伝というのは、簡単にいうと、そういう人とそうでない人が結婚すると、そういう人が生まれやすいということですね。

くしゃみは、鼻の入り口にゴミや微生物が付いたとき、それを排除するために起こります。

花粉症などでは、鼻の入り口で花粉の成分と体の免疫細胞が反応し、鼻腺から鼻汁が出て鼻粘膜がムズムズするためにくしゃみが起こるのです。そんな反応が光でも起こるのです。

暗いところから急に明るい所に出ると、そのまぶしさが刺激となり、目の虹彩がキュッと縮まります。対光反射です。対光反射中枢が瞳孔括約筋を収縮させたのですね。この対光反射中枢が、実はそのとき鼻腺にも働きかけているのです。鼻腺が刺激されると鼻汁がつくられます。それが鼻粘膜にムズムズ感を起こさせ、くしゃみを誘発するのです。

光くしゃみ反射です。そこには、三叉神経がかかわっています。三叉神経とは三つ股になっている神経です。顔面に広く分布しており、まゆ毛を動かしたり、顔の表情をつくるのも三叉神経です。この三叉神経は視神経の近くにもあるため、目から入った刺激を脳に伝えるとき、三叉神経にも伝わり、くしゃみ反射が起こるのです。

神経はいたるところにあり、いろいろ関係があるのですね。

14 中学生ごろ、味覚が鋭敏に

5つの基本味として、甘味、酸味、塩味、苦味、うま味があるといわれています。うま味は池田菊苗《きくなえ》という日本人が1908年に発見したもので、それまでは西洋の4基本味が主流だったそうです。

味を感じるのは舌の味蕾《みらい》で、その先端の味覚受容体が反応します。口に入ってきた物質の化学的刺激が神経を通して大脳に伝えられ、おいしいとかおいしくないと判断するのです。

味覚音痴というのは、おいしいものもおいしくないものも区別がつかないという程度のものから、甘味も苦味もいっしょというものまであります。

味覚が変わる、鈍くなるのは、舌の感覚が鈍くなることをいいます。味覚受容体が変化して甘味や苦味を感じなくなるのはどんなときかというと、病気によるものやその治療薬による変化もあります。また、甘味や苦味を感じさせなくなる植物もありますし、インフルエンザで一時的に味覚が変わり、味がわからなくなるときもあるのです。

味覚は、防衛本能でもあります。ちょっと舌で触れただけで毒物であると判断し、吐き出すというのもそのひとつです。

味覚が鋭敏になるのは、中学生のころです。それ以前の小学生や幼児のころ、逆に大人になって高齢になるに従い、味覚が鈍くなっていくのです。

と、いうことは、中学生に「おいしい」といってもらえる料理なら、お母さんお父さんは自信をもってよいということになりますね。

15 涙は健康維持に効果

涙は、泣いたときだけ出るのではありません。いつも少しずつつくられ、流れることで目の表面の乾燥を防ぎ、保護する働きをしています。

涙は、目のくぼみの上のほうにある涙腺でつくられ、十数本の管で運ばれて目の上の外側に出されます。それが、目の表面を潤しながら、ゴミも流し、まばたきによって目の内側にやってきます。

ですから、定期的な瞬きは大事なのですよ。

その後、まぶたの内側にある小さな穴（涙点）から管を通って鼻の付け根のところの袋に集まり、鼻に流れていくのです。普通は、涙が鼻から出てくることはありませんね。でも、大量に涙を流すと吸収される以上にあふれ、それが鼻水となって流れてきます。

涙は無菌で、微生物を溶かす酵素を含み、感染などから目を守ってくれています。

涙にはいろいろあります。悲しいときや感動したときだけでなく、玉ねぎの皮を剥いたり、刻んだりしても涙が出ますね。玉ねぎの匂いを嗅いだときの涙と感動した時の涙は、化学成分が違います。感動したときの涙のほうが、タンパク質を多く含んでいるのです。

涙は、血液中の塩分と同じ濃度で塩分を含んでいるのでしょっぱいのです。涙の乾いた頬は引きつります。塩が頬の上で固まるからですね。

涙を流すことは、ストレスの発散になります。泣きたいときには思い切り泣くことで、また立ち上がる勇気を得ることができます。泣くことで健康維持できるという研究結果もあるくらいです。

16 紫外線が招く白内障、翼状片

例年よりずっと早い梅雨あけで、一気に真夏がやってきました。体調はいかがですか？

「沖縄は緯度が低いので太陽に近くて暑い、日照時間も沖縄のほうが多い」と、考えている人は多いと思います。しかし、1年間の日照時間は、沖縄は全国で最低なのです。最も多いのが山梨県で2358時間、2位が静岡県で2269時間と続き、46位が山形県で1664時間、47位が沖縄県で1539時間だそうです。

沖縄は日照時間が多いと考えていた私には意外でした。日照時間は短くても紫外線は強く、気象庁の紫外線被曝量データは沖縄が1位です。何でも1位だからと喜んでいられません。紫外線は、白内障の発生と関係が深いといわれています。白内障とは、目の中心にある水晶体という透明なレンズが白く濁り、進行すると目が見えなくなる病気です。その水晶体混濁について、札幌近郊と石川県能登地域、沖縄県東部で調査した研究があります。結果は、北海道47％、能登64％、沖縄が38％というのです。石川県能登がそんなに多いのも気になりますが、沖縄の白内障発生率が意外と低いのでほっとしました。ただし、その研究では、「白内障は少なくても翼状片は多い」と報告しています。

翼状片というのは、目の表面内側に三角形の白い膜が広がるものです。札幌が10％、能登が1％、沖縄が30％の発生率だそうです。日照時間が少なくても紫外線は強いので、サングラスなどで目を守ることが大事です。午前中や夕方は日差しが弱いと思われがちですが、日光の角度が低く紫外線が直接入るので、そちらのほうが要注意です。

17 涙の味は違う

体から出て嫌われるものとして、便や尿、汗などがありますが、同じように体から出ても汚いと嫌われないものがあります。それは涙です。涙は嬉しいときにも悲しいときにも出ますが、悔しいときにも出ますね。試合などで勝ったときにも、逆にほんの少しの差で負けたときなどにも出ます。そのときの涙の味はどんな味でしょうか。

嬉し涙や悲しみの涙は、気持ちがゆったりとしているとき、すなわち副交感神経がよく働いているときに出る涙なので、量は多くあふれ出るように流れます。そのときの涙の味はうすい塩水のような味です。

それに対し、悔し涙や怒りの涙は感情が高ぶって興奮している状態のときの涙です。感情が高ぶるのは交感神経が強く働いているときで、そのときには交感神経により腎臓からのナトリウムの排泄が抑えられます。そうすると、血液中にナトリウムが残るため涙はしょっぱい味になるのです。

交感神経が興奮すると心臓はドクンドクンと強く速く動き、目はランランと見開いて、唾液もネバネバした物が少し出ます。逆に、副交感神経が働いているときには涙も薄味ですが、唾液もサラサラしたものが多く出ます。交感神経と副交感神経は逆の作用をするのでそんな違いがでてくるのです。

涙は血液からつくられます。血液の粘り気が強いときには涙も濃いしょっぱいものになり、血液がサラサラしていると薄いものが出ます。泣いている人の涙の味で、その人が悔しいのか嬉しいのかわかるのですね。

18 色覚異常

横断歩道で、あなたは青信号で渡り、赤信号では止まりますね。もし、青と赤の区別ができなかったら、安全に渡れるでしょうか？

網膜の視細胞のうち色を感じるのは錐体という部分です。錐体の色素は赤、緑、青の3つで、光に対しこの3種類の錐体が反応することで色の区別ができます。これが正常3色覚といわれるものです。一般に色覚異常とは、この正常3色覚と異なって見える状態をいいます。

赤錐体がないと赤を知覚することができず、青錐体がないと青を感じることができません。赤、緑、青のうち1つが欠損していると1つの色覚がないので2色覚とよばれます。3色覚は、錐体はすべてあるけど機能が正常でないものをいいます。赤と緑の遺伝子が同じ染色体上に並んでいるため3色覚が起こります。赤遺伝子と緑遺伝子はX染色体上にあり、そのため、赤錐体がない1型色覚と緑錐体がない2型色覚はX染色体劣性遺伝となり、日本人男子の約5％、女子では約0・2％にみられます。日本には約300万人の色覚異常がいるといわれます。

3色のうち2つが欠けている1色覚は色を区別することはできませんが、それ以外の色覚異常では色の感じ方が違うだけで社会生活に特に不自由があるわけではありません。ですから、先天色覚異常は異常とよぶことが間違いであり、個性や多様性と捉えるのがよいという学者もいます。赤という色はこんなもの、青はこんなものと理解し、信号機の赤と青の位置を知っていることで安全に横断歩道を渡ることができるのですね。

19 ひとはみんな違う　虹彩認証

あなたの目の色は、どんな色ですか？

日本人の多くは、茶色から黒に近いコゲ茶色をしていますね。欧米人は黄色や水色などきれいな色があります。その色は虹彩《こうさい》の色です。虹彩は、まわりの明るさによって瞳孔《どうこう》を大きくしたり、小さくしたりしているドーナツ状の薄い膜です。その虹彩のしわが一人ひとりみんな違うのです。

一人ひとり違うといえば、指紋がありますね。なにか事件が起きると、指紋を証拠にして犯人を捕まえるというのがよく行われます。でも、指をよく使う人は指紋がすり減ったり変わったりします。指に傷がつくと指紋も変わりますね。

顔も一人ひとり違いますが、ニキビができたり泣いてまぶたが腫れたり、メガネをかけたりすると変わってしまいます。

指紋や顔で人を識別することはいろいろな場面で使われますが、そのようにちょっとしたことで変わってしまうと、その人と認識してくれないこともあります。しかし、虹彩は、1、2歳ころに形が決まり、その後ほとんど変わらないため、かなりな信頼度で人の識別に用いられるのです。

スマートフォンのロック解除に虹彩認証という機能がありますが、スマホだけでなく、ヨーロッパやアメリカの一部の空港では出入国の際にパスポートではなく虹彩認証を行っているところもあるのです。

一人ひとり違うのは虹彩だけではありません。舌にも模様があり、これもみんな違うので人物認証に使えます。でも、空港でみんながべーっと舌を出していたら、おかしいでしょうね。

第11章
守るには敵を知ること——感染

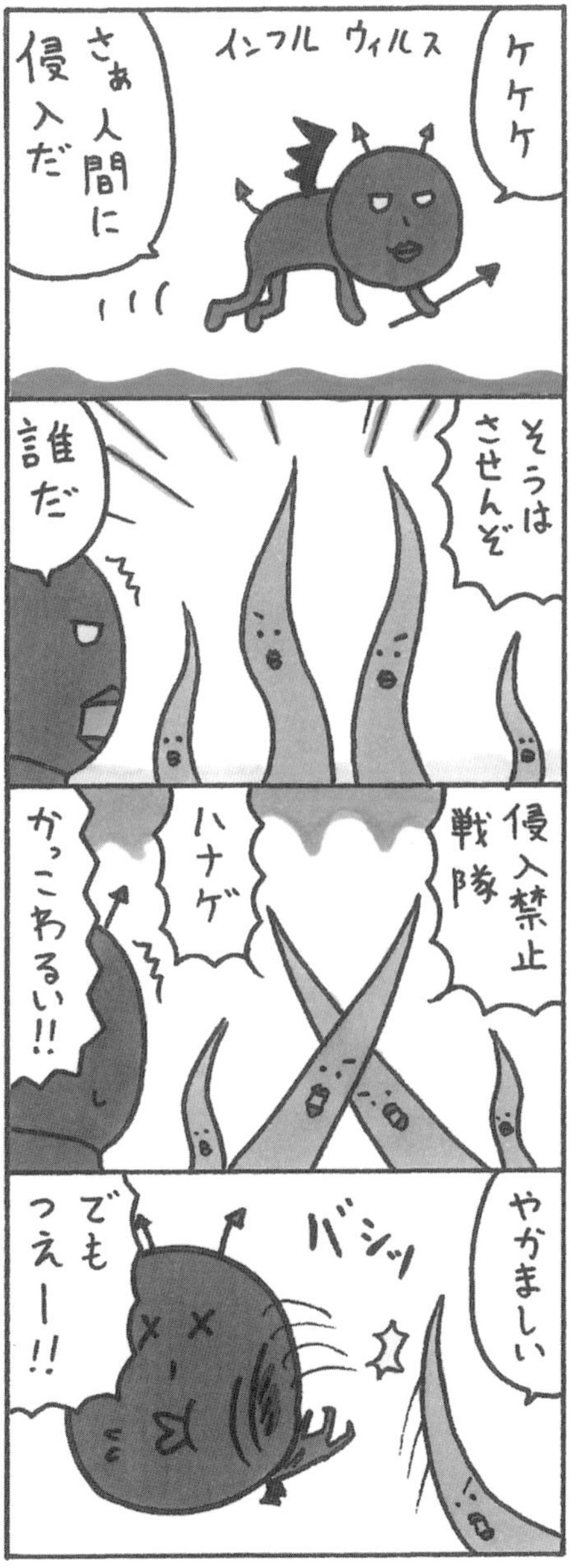

1 発熱は細菌やっつけるため

かぜをひいたりして熱が上がるとき、初めは寒気がしてブルブル震え、布団をたくさん掛けても寒いのに、その後、今度はそれらを全部捨ててしまいたいほど熱くなった、という経験はありませんか？　細菌の毒素などが体に入ると、それに対抗する免疫系が反応し、体温調節中枢というものに作用して熱が出るのです。

そのしくみをお話しします。

細菌などの侵入を感知すると、免疫系はそれをやっつけるために体温調節中枢に働きかけ、その調節レベルを高く設定します。すると、まだその人の血液温は高くないので、熱の放散を止め、産生を多くして体温を上げるよう命令します。命令されると、体は表面の血管を縮め、鳥肌を立て、ブルブル震えて筋肉運動をするようになります。それが、寒気がする状態で、体温はグングン上がっていきます。

しばらくして、体温が十分に上がり、命令がなくなると、今度は体温調節中枢の調節レベルが急に下がり、36℃にしようとします。でも、その時点の体温は高いので、今度は下げるために体の表面の血管を広げ、汗をかいて水分を蒸発させ、熱の放散を進めます。それが、掛け物を捨ててしまいたくなる状態です。

体温は、脇の下や口の中、耳などで測りますが、赤ちゃんや意識のない人ではお尻の穴で測ります。その温度が深部の体温に最も近いからです。それを直腸温といいますが、直腸温は脇の下で測ったものより1℃近く高いのです。体温の限界は直腸温で41℃です。それ以上では脳の細胞が壊れてしまいます。脇の下で測ったときは、40℃が限界ということですね。

2 エボラ出血熱、死ぬ確率90%

西アフリカで大流行したエボラ出血熱。死ぬ確率（致死率）が90%という恐ろしい感染症です。2018年の大流行は、コウモリを食べたり触れたりした人から発生したといわれています。中央アフリカでは、サルやゴリラに発生し、多くのゴリラが命を落としたそうです。

動物の病気であるエボラ出血熱が、なぜ人間に感染したのでしょうか。人間と動物は、それぞれ生活する場が区別されていました。しかし、森林開発などにより、人間は動物の生活圏の近くまで侵入するようになり、同時に病気ももらうようになったと考えられます。エイズウイルスもそうです。エイズはもともとサルの病気でした。

エボラ出血熱は、エボラウイルスに感染し、発病した人の唾液や鼻汁、汗、血液などに触れると感染します。自分でも気づかない小さな傷からも侵入するため、家族や治療にあたった医療関係者も大勢犠牲になっています。

出血熱という病名は、発病したら鼻や口、皮膚やお尻などから出血することで名付けられました。

今のところ、日本での発症の報告はありませんが、世界は思ったより近くなり、昨日アメリカにいた人が今日は日本にいる時代です。エボラウイルスが出入国審査をすり抜けて入ってくる日も遠くないかもしれません。しかし、長い歴史の中で、人間の力ではどうにもならない危機に接した先人たちは、それでも英知を出し、たくましく乗り越えてきました。あまりに大きな犠牲ですが、一日も早い収束を願うしかありません。

3 ノロウイルス

1歳の子どもが突然吐きました。お母さんはとっさに手を出し、吐いたものを手のひらで受けました。病院に連れて行くとウイルス性胃腸炎と診断されました。

子どもはその後、下痢がきて、2日後には良くなりましたが、今度はお母さんが突然の嘔吐、そして下痢。他の家族も同じように嘔吐に始まり下痢をして、3日くらい苦しみました。子どもは熱は出ませんでしたが、大人はみんな39度から40度以上の高熱でした。

そんな中、おばあちゃんだけはそのような症状は出ず、みんなの看病をしました。

初めに罹った子どもは指を口にくわえる子どもでしたから、どこかで病原体をもらってきたのでしょう。それはノロウイルスでした。ノロウイルスはたいへん小さなウイルスですが感染力は最強です。冬に発生する食中毒の約9割がノロウイルスです。

感染には3つの条件が必要です。感染源、感染経路、そして宿主（人）です。感染源であるウイルスはどこにでもいます。それを体内に入れるかどうかは感染経路にあります。おばあちゃんは感染経路をしっかり断ったのです。感染経路の遮断に最も有効なのは、ありふれたことですが手洗いです。おばあちゃんは、しょっちゅう手を洗います。それも、みなさんが学校で習ったとおりの手洗い法で行っているのです。

感染を受ける人の体力や免疫力も重要です。睡眠不足、栄養のかたよりなどがあれば、病原体は喜んで増えます。この3つの条件の1つでも欠けていれば感染は起こらないのですよ。

4 子どもの夏かぜ、手足口病

子どもの三大夏かぜの代表格、手足口病。毎年のように流行しています。文字どおり手のひらや足、口の中に水疱性の発疹が出る病気です。原因はコクサッキーウイルスA16型やエンテロウイルス71型です。90％以上が5歳以下の子どもで、その約半数は2歳以下の乳幼児が罹るといわれている病気です。

感染から3～5日で微熱が出て、手足口に2～3㎜の水疱が現れます。水疱は水ぼうそうと違い、かさぶたにならずに治ります。

感染のしかたは、患者の鼻汁や喉にあるウイルスが咳やくしゃみによって空中に飛び、それを吸い込んだり、便の中のウイルスが手について、それが口に入るような感染です。水疱をひっかき、その内容物からの感染もあります。

症状が治まって元気でいても、2～4週間は便の中にはウイルスが混じっていますので、大人はオムツ交換などをした後はしっかり手洗いをすることが大切です。というのも、手足口病は大人も感染する可能性がある病気だからです。一度かかると免疫ができますが、違う型のウイルスだと発病することがあります。治った後、爪が2枚になってはがれるというめずらしい症状もあります。

夏かぜというくらいなので1週間程度で治りますが、怖いのは腸の中で増えたウイルスが中枢神経に行きそこで発病する場合です。エンテロウイルス71型の場合に多いのですが、髄膜炎や脳炎を起こすと、高熱が2日以上続き、嘔吐や頭痛、視線が合わない、反応がない、呼吸が速く、ぐったりして、抱っこをいやがる、トロンと寝てしまうなどの症状が現れます。そのようなときはすぐ病院に連れて行きましょう。

5 ヘルパンギーナ

子どもの三大夏かぜの2つめ、ヘルパンギーナについてお話しします。ヘルパンギーナは手足口病と同じコクサッキーウイルスA群やエンテロウイルス71型で発症します。

手足口病が微熱で発症するのに対し、ヘルパンギーナは突然の高熱で発症します。口の中の奥のほうに水疱ができ、潰瘍になったりします。

感染するのは手足口病と同じ、咳やくしゃみ、ウイルスの混じったものに触れて起こります。

家庭でもそうですが、保育園や幼稚園などで集団感染を起こさないよう、オムツ交換後や食事前の手洗いは大切です。おもちゃや食器、ドアノブやタオルなどから感染しますので、拭き掃除はまめに行い、お箸やスプーン、タオルなどは共用しないようにしましょう。

口の中の症状が主なので、痛くて食事や水分がとれず、元気がなく、脱水状態になったりします。そのようなときには、さっぱりしたものを少しずつ食べさせましょう。そうめんやおじや、プリンなどがよいですが、冷たすぎるものより体温程度のものが食べやすいようです。脱水にならないよう水分補給がとても大事です。

前項で書いた手足口病の爪が割れたり2枚になるという症状もみられる場合があります。

手足口病と同じく、特効薬はありません。熱や口の中の痛みなどのつらい症状を和らげるための治療しかできません。怖いのは、やはり中枢神経合併症です。意味のわからないことを言ったりおかしな行動をとる、眠ってしまうなどの症状が出た場合は緊急で病院にかかる必要があります。

6 プール熱

子どもの三大夏かぜの3つめ、プール熱は、プールや温泉などで感染することが多いのでそう呼ばれますが、咽頭結膜熱という病気です。

でも、水を介して感染するだけでなく、咳やくしゃみ、目やにに触れて感染する場合もあります。高熱が出て喉が腫れ、目が充血してまぶしく、目やにが出ます。原因となるのはアデノウイルスで、5歳以下の子どもが80％です。

小学校の教員だったMさんは、プール学習で最も神経を使ったのは事故と感染だったと言います。プールから上がった後、目を洗いうがいをすることを徹底しました。でも、子どもたちは楽しい遊びの後ですから、洗眼やうがいがおろそかになりがちです。それで、翌日からしばらくは感染症が発生しないか心配したそうです。

目、鼻、口と肛門は外と通じている粘膜です。粘膜は感染源を出すところであり、入るところです。洗眼やうがいは、そこから入ろうとしている微生物を洗い流すという意味でとても大事なことなのです。

感染して体内でウイルスなどが増え、症状が出るまでの期間を潜伏期といいますが、プール熱は潜伏期が1週間くらいなので、それくらいは観察する必要があるのですね。

夏かぜといわれる感染症は軽く済み、免疫を獲得して二度と罹らないのが基本ですが、同じグループのウイルスでも型が違うと感染することがあります。感染しても発病するかどうかは、私たちの体の力によります。弱っていると病気に負けますので、栄養をつけ、しっかり寝て、元気に夏を乗り切りましょう。

7 インフルエンザ、鼻毛が大事？

インフルエンザA型に見舞われました。うがいや手洗い、マスク着用をしっかり行っていたにもかかわらず、この大流行に負けてしまったのです。高熱が出て、体も頭もとても痛く、こんなに苦しいものかと思いました。なにごとも一度は体験してみないとわからないものですね。

インフルエンザウイルスが「熱に弱く、湿り気に弱い」ということは、今から50年以上前の1961年、G・J・ハーパーらの実験によって確かめられています。

それによると、温度21～24℃の環境で、湿度を50％にすると、6時間後のウイルス生存率は3～5％でした。すごい！　温度は同じで湿度を22～25％にすると、生存率は63％でした。かなり多いですね。同じ温度でも、湿度が低いほうがウイルスには生きやすいのです。ですから、湿度を上げるとウイルスは生きられないということです。

温度はどうかというと、湿度50％で、温度7～8℃では、ウイルスは約40％生きていますが、同じ湿度で温度を32℃にすると、ほとんど生きていなかったという結果です。

このことから、インフルエンザの予防には、ウイルスが生きにくい環境にすればよいということになります。温度も湿度も上げるのです。

湿度を高くするのに大事なのが、変な話ですが、実は鼻毛です。すっかりきれいに鼻毛をなくしてしまうと、ウイルスが素通りしてきます。鼻毛は、ウイルスの侵入を防ぎ、鼻粘膜に湿り気を保つという大きな働きをしているので、大切なものだったのですね。

8 ウイルス、体内で絶えず変化

インフルエンザA型に罹ったのに、またB型に罹ってしまった5歳の男の子。2回目は40℃を超える高熱と下痢で苦しみました。

その子は予防接種を受けていました。それなのにインフルエンザのA型とB型の両方に罹ってしまったのです。まさか、C型用の予防接種だったのでしょうか。確かにC型のインフルエンザはありますが、それはごくまれで、ふつう流行するものは主にA型とB型です。

どうして、その子は予防接種を受けたのに二度もインフルエンザに罹ったのでしょうか。

ウイルスの付いたものに触れたり、吸い込んだりして感染するから、マスクや手洗い、うがいで予防すると、みなさんは知っていますね。ウイルスは物に付いている状態では増えません。体内に入って初めて増殖するのです。ウイルスは人間の体のなかで増殖しながら、絶えず変化し続けています。それは、薬に負けないような変化であったり、予防接種の型から少し変わった形に変化して、体の中にすでにできている抗体と合わないようになるということもあります。型が少しでも違うと、予防接種の型とは違うものになってしまい、結果的に「予防接種は効果がなかった」ということになるのですね。

ウイルスがそのように絶えず変化するのはウイルスの生き延びる力で、種の保存に必死だということです。ですから、やはり予防が大事といえます。うがいと手洗いですね。でも、うがいはたまにするよりも、頻繁にお茶などを飲み、喉のウイルスをいっしょに飲み込むほうがよいともいわれています。胃酸という強力な消毒薬があるからです。

9 新型水虫

水虫は白癬菌による皮膚病で、水虫に感染している人は日本人の4人に1人はいるといわれています。この白癬菌はカビの一種で、皮膚の角質層に棲みつき、ケラチン（爪、皮膚、髪の毛などにある硬タンパク質）をエサにしているので、それより下層の生きた組織には入りません。白癬菌は温かく湿った所を好むため、足や手の指の間、足の裏などに症状が現れます。菌の出す刺激性物質によって痒みや水疱、びらんなどが起こります。

治療には、抗白癬薬を根気よく塗り、清潔にすることと乾燥させることが大事です。感染のきっかけとして、銭湯やサウナなどの足ふきマットは要注意です。大勢の人が使う足ふきマットには、ほぼ百パーセント白癬菌がいるといわれています。マットの使用後は水気を拭き取り、十分乾かしてから、靴や靴下をはきましょう。

新型水虫というのを聞いたことはありますか？　柔道やレスリングなどの格闘技選手の間で集団発生しているトリコフィトン・トンズランスというカビによる白癬です。このカビは欧米に多くみられるものです。もともと日本にはないものでしたが、２００１年ころから高校の柔道部員やレスリング部員の間でこのカビによる頭部白癬や体部白癬の集団発生が出てきました。海外試合を通じてこのカビが持ち込まれたと考えられています。体の接触によって感染するので、頭や首、顔、上半身に多くみられます。足にうつる白癬菌よりも角質に入り込む速度が速く、感染力も強いので、練習後はすぐシャワーを浴び、タオルや衣類の貸し借りはしないなど気をつけましょう。侵入を防ぐことが大事なのです。

10 インフル、なぜ冬に流行?

冬、空気が乾燥するとインフエルエンザがはやってきますね。

本来、インフルエンザウイルスは乾燥に弱いものです。それなのに、「空気が乾燥した冬」に流行するとは、どういうことなのでしょうか。

空気が乾燥すると、私たちの喉や鼻も乾燥し、傷つきやすい状態になります。そうすると、そこへウイルスが付着し、中に入りやすくなるということです。十分潤っている鼻や喉では、免疫力が発揮され、そのような外敵がきても入り口で退治してくれるのですが、乾燥し弱っていると、侵入を許してしまうのですね。それで、乾燥した時期に流行するというわけです。

では、インフルエンザウイルスは、夏はどうしているのでしょうか。「冬眠」ならぬ「夏眠」をしているのでしょうか。

お気づきの人もいるでしょう。インフルエンザの流行は、沖縄では冬に限ったことではありません。夏にも大流行することがあります。それは、熱帯・亜熱帯地方に特有な現象です。そういうところで生き延び、冬になると北上していくのです。遺伝子組み換えを自分で行いながら、薬に強い遺伝子に形を変え、人間の体の中でしたたかに自己複製をし続けているのです。

人間が罹るインフルエンザウイルスは「ヒト」インフルエンザウイルスです。ヒトインフルエンザウイルスは私たちの体を使って子孫を残しています。遺伝子組み換えで毎年その型が変わるので、それに対応する予防接種も毎年必要になるのです。

11 マスクの表面に病原体

感染症が発症するには、①病原体があること、②それが入ってくること、③そのとき人間の体が弱っている（またはその病原体が強くて数が多い）場合、の3つの条件がそろったときです。病原体がいても侵入を防げば大丈夫ですし、入ってきても体がしっかり免疫力をもっていて、病原体より強ければ発病しません。同じ家族でも、すぐ近くで看病していて発病しない人もいれば、同じ部屋にいるだけで発病する人もいます。大流行のときは、同じ電車や飛行機に乗っていただけで感染することもありますね。

インフルエンザなどのように、くしゃみやおしゃべりの唾などから飛沫感染する感染症には手洗い、うがい、マスクが有効といわれていますね。最近は、職場や学校でもマスクをしている人をよく見かけます。でも、そのマスクを正しく使っていない人がいて気になります。

そこで、マスクの正しい使い方です。

マスクは鼻と口をしっかり覆うことが大事なので、上の硬い部分を二つ折りにして鼻に合わせ、頬との間に隙間がないように合わせます。一度マスクを当てたら、もう表は触りません。調節するときは両頬のところに指を入れ、外すときは耳のゴムをとり、捨てます。

ときどき、マスクの表を持って下ろし、顎に置いてまた着ける人を見かけますが、それはいちばん良くない使い方です。なぜかというと、マスクを介して呼吸をしているので、病原体はマスクの表面にたくさん付いているのです。その部分は最も汚れている所、触ってはいけない所なのですよ。

◆文献リスト

医療情報科学研究所編『病気がみえるシリーズ』メディックメディア（2013）

1消化器

2循環器

3糖尿病・代謝・内分泌

4呼吸器

5血液

6免疫・膠原病・感染症

7脳・神経

8腎・泌尿器

9婦人科・乳腺外科

『系統看護学講座シリーズ』医学書院（2013～2018）

坂井建雄他『解剖生理学』（専門基礎分野　人体の構造と機能）

茂野香おる他『看護学概論』（専門分野Ⅰ　基礎看護学１）

任和子他『基礎看護技術Ⅱ』（専門分野Ⅰ　基礎看護学３）

森恵美他『母性看護学概論』（専門分野Ⅱ　母性看護学１）

奈良間美保他『小児看護学概論・小児看護学総論』（専門分野　小児看護学１）

小松浩子他『成人看護学総論』（専門分野Ⅱ　成人看護学１）

浅野浩一郎他『呼吸器』（専門分野Ⅱ　成人看護学２）

吉田俊子他『循環器』（専門分野Ⅱ　成人看護学３）

飯野京子他『血液・造血器』（専門分野Ⅱ　成人看護学４）
南川雅子他『消化器』（専門分野Ⅱ　成人看護学５）
吉岡成人他『内分泌・代謝』（専門分野Ⅱ　成人看護学６）
竹村信彦他『脳・神経』（専門分野Ⅱ　成人看護学７）
今井亜矢子他『腎・泌尿器』（専門分野Ⅱ　成人看護学８）
加藤光寶他『運動器』（専門分野Ⅱ　成人看護学10）
岩田健太郎他『アレルギー　膠原病　感染症』（専門分野Ⅱ　成人看護学11）
佐藤博子他『皮膚』（専門分野Ⅱ　成人看護学12）
大鹿哲郎他『眼』（専門分野Ⅱ　成人看護学13）
小松浩子他『耳鼻咽喉』（専門分野Ⅱ　成人看護学14）
渋谷絹子『歯・口腔』（専門分野Ⅱ　成人看護学15）
武井麻子他『精神看護の基礎』（専門分野Ⅱ　精神看護学１）
武井麻子他『精神看護の展開』（専門分野Ⅱ　精神看護学２）
武田宣子他『リハビリテーション看護』（別巻）
森岡貞雄他『成人看護学　感覚器系』（標準看護学講座）金原出版（2013）
堺章『目でみるからだのメカニズム』医学書院（2016）
さくら剛『感じる科学』幻冬舎（2017）
猪股弘明「乳児ボツリヌス症　ハチミツなどが原因で死ぬこともある病気」『チャイルドヘルス』20(9), 685-687, 診断と治療社（2017）
厚生労働省『健康づくりのための睡眠指針』（2014）
滝元宏「原始反射を中心とした乳幼児の反射の基本」『小児看護』36(3), 258-264、へるす出版（2013）

田中恭子「小児の発達尺度　デンバーII発達判定法、ベイリー乳幼児発達検査第3版を中心に」『小児看護』36(3), 266-273、へるす出版（2013)
Graham Clayden, Eric Taylor, Peter Loader, Malgorzata Borzyskowski and Melinda Edwaeds: *Wetting and Suiling in Childhood*
マイケル・ラター、エリック・テイラー（著）長尾圭造・宮本信也（監訳）、日本小児精神医学研究会（訳）「児童期の尿と便のおもらし」『児童青年精神医学』921、明石書店（2012)
沖剛・市川光太郎「異物誤飲　初期対応」『小児科診療』81(11)1571-1577, (2018)
藤雄木亨真・藤代準「小児腸重積症」『臨床外科』73(7), 811-816, (2018)
池田まさみ「乳児期における鏡文字の出現と消失」『人間文化研究年報』26, 1-9, (2002)
荒牧勇・中島八十一・野崎大地・千歳和芳「鏡文字を発現する脳内機構」『日本体育学会大会号』53(0), 267, (2002)
田中敏隆「子どもはなぜ鏡文字を書く?」『科学朝日』45(12), 23-27, (1985)
池田正人「乳児の自発的微笑と外発的・社会的微笑の縦断的研究―二つの微笑の質的な違いについて―」日本心理学会大会発表論文集82(0)IPM090, (2018)
埴原和郎「寒冷気候とモンゴロイドの成立」https://www.jstage.jst.go.jp/articlejaqua1957/12/4/12_4_265/_pdf
真栄田宗慶「しまんちゅの耳垢再考」『アメカル耳鼻科』、www.okinawa.med.or.jp
日本小児科学会『新生児・乳児ビタミンK欠乏性出血症に対するビタミンK製剤投与の改訂ガイドライン』（修正版）
Mark Changizi「長風呂したときにできる指先のシワはタイヤの溝と同じ役割」人間の体の謎が明らかに、Daily Mail Report2011.7.1
R・P・ファインマン（著）、大貫昌子（訳）『困りますファインマンさん』岩波書店（2013)
長田典子・藤澤隆史「共感覚の脳機能イメージング」『システム／制御／情報』53(4), 149-154, (2009)
奥平智之「ビタミンCはストレスケアにも欠かせないビタミン!」ヘルスケア大学

厚生労働省「統合医療」情報発信サイト、海外の情報　ビタミンC（2016）
山本康博「貧血だと氷をよく食べるようになる！　その理由は?-」https://medicommi.jp/54469　2018.1.24
認知症高齢者研究所「認知症の人の心と科学　脳の一生」www.kyomation.com　2016.5.16
朝日新聞GLOBE＋「特集100歳までの人生設計　ヒトは本来何歳まで生きられるのか　人間の寿命の謎を小林武彦・東大教授に聞いた」
The Wall street journal「人間の寿命に限界はあるか?-」https://jp.wsj
厚生労働省「新オレンジプラン、認知症施策推進総合戦略」https://www.mhlw.go.jo/stf/seisakunitsuite/
MSDマニュアルプロフェッショナル版「過換気症候群、肺疾患・肺疾患の症状」http://www.msdmanuals.com./ja-jp/
MSDマニュアルプロフェッショナル版「高山病　外傷と中毒」http://www.msdmanuals.com./ja-jp/
千葉県医師会「ふくらはぎ　第二の心臓」http://www.chiba.med.or.jp　2016.9.12
全国骨髄バンク推進連絡協議会「骨髄移植」https://www.marrow.or.jp
戸谷昌之・白幡聡・宮坂勝之『こどもの検査値ノート』医学書院（2004）
江口正信編『根拠から学ぶ基礎看護技術』サイオ出版（2015）
夏目誠・山岡昌之『働く人のメンタルヘルスハンドブック、元気な心・疲れた心』社会保険出版社（2015）
厚生労働省「みんなのメンタルヘルス」https://www..mhlw.go.jp/kokoro/ こころの耳
日経メディカル処方薬事典「SSRI（選択的セロトニン再取り込み阻害薬）の解説」
IKIKATA「コラム／サザエさん症候群とは?-　症状と対策、重症度の診断方法を解説」https://prau.wp-x.jp 2018.5.28
浅野勝己「高地トレーニングの生理的意義と最近の動向」『臨床スポーツ医学』16(5), 505-516（1999）

索　引

著 者 略 歴

恩田　和世（おんだ　かずよ）

沖縄県出身。1976年弘前大学教育学部卒業。2004年札幌医科大学大学院修士課程修了（看護教育学修士）。1976年栃木県立真岡女子高等学校教諭。1979年北海道高等盲学校教諭。1986年北海道美唄聖華高等学校教諭。専門：基礎看護学、看護管理学。著書に『看護研究ワークブック——書いて身につく！　らくらく実践トレーニング』（メディカ出版、2007）、『医療過誤　現代裁判法大系7』（園尾隆司・浅井登美彦編、新日本法規、1998）「看護医療事故の諸問題」（分担執筆）など。

知っておきたい　カラダの不思議
——人体はうまくできている

令和2年1月30日　発　　行
令和3年4月　5日　第2刷発行

著作者　恩　田　和　世

発行者　池　田　和　博

発行所　丸善出版株式会社
〒101-0051　東京都千代田区神田神保町二丁目17番
編集：電話(03)3512-3266／FAX(03)3512-3272
営業：電話(03)3512-3256／FAX(03)3512-3270
https://www.maruzen-publishing.co.jp

組版・月明組版／印刷・株式会社 日本制作センター／
製本・株式会社 松岳社

ISBN 978-4-621-30487-7　C1047　　Printed in Japan